Dr. med. Konrad Werthmann

Ratgeber für Allergiker und chronisch Kranke

Vorbeugung und Behandlung

Kuhmilch und Hühnereier

Ursprung vieler Krankheiten

ebi-Verlag

Lindachstrasse 8 c
CH-3038 Kirchlindach
Tel. 031/829 32 22
Fax 031/829 25 19

Autor: Dr. Konrad Werthmann
Arzt und Facharzt für Pädiatrie
Auerspergstrasse 15 / 2. Stock
A-5020 Salzburg

ISBN 3-9520057-6-2
Printed in Germany

Mahlzeit

Ein Mensch gelangt mit Müh und Not
vom Nichts zum ersten Stückchen Brot.
Vom Brot zur Wurst geht's dann schon besser:
der Mensch entwickelt sich zum Fresser.
Und sitzt nun scheinbar ohne Kummer
als reicher Mann bei Sekt und Hummer.
Doch sieh, zu Ende ist die Leiter:
Vom Hummer aus geht's nicht mehr weiter.
Beim Brot, so meint er, war das Glück,
doch findet er nicht mehr zurück.

Eugen ROTH: «Der letzte Mensch», München 1964

Inhaltsverzeichnis

Vorwort

Dieses Handbuch ist kein wissenschaftlich verfasstes Lehrbuch, sondern ein Ratgeber, der bewusst vereinfacht auf die einzelnen Phänomene des menschlichen Körpers eingeht und so das Verständnis für die Reaktionsabläufe im menschlichen Körper fördert. Es soll Ärzten und Betroffenen dienen, Aspekte der unzähligen allergischen Krankheiten kennen zu lernen, die sonst nicht beachtet werden. Nur wer sich der Zusammenhänge bewusst ist, kann aktiv zur Heilung beitragen.

Allergien haben verschiedene Ursachen, körperliche, seelische, störfeldbedingte und vom Darm ausgelöste. Allergien sind äusserst facettenreich, und trotzdem sind sie letztlich auf ganz wenige Ursachen zurückzuführen. Viele Therapeuten glauben jedoch, Allergien seien die Folge von Überempfindlichkeiten. Und viele Laien sind überzeugt, unter Verpilzungen zu leiden, dabei liegt eine Funktionsstörung der Darmschleimhaut vor. Die diversen Interpretationsmöglichkeiten öffnen dem Wildwuchs in der Auslegung Tür und Tor. Diesem Zustand will der «Ratgeber für Allergiker und chronisch Kranke» Abhilfe schaffen.

In diesem Ratgeber soll speziell auf die Diät, in der Kuhmilch- und Hühnereierprodukte gemieden werden, eingegangen werden. Die in den ersten neun Lebensmonaten erfolgte Gewöhnung soll rückgängig gemacht und eine «low dosis tolerance» entwickelt werden. Das Meiden dieser Produkte zeigt besonders bei chronisch Kranken – und selbstverständlich bei Allergikern – einen rasch einsetzenden Rückgang der Beschwerden. Die Wirkung der Diät ist erwiesen; die Reaktionsabläufe konnten bereits an unzähligen Patienten beobachtet werden. Selbst die Kinder- und Altersdiabetes lässt sich dadurch verbessern. Allerdings muss die Diät streng eingehalten werden.

Das in diesem Buch zusammengetragene Wissen verdanke ich den unzähligen Patientinnen und Patienten, die den Mut und das Vertrauen hatten – und haben –, ihre Krankheiten nach meinen Vorschlägen zu behandeln. Der Dank gilt auch den vielen Seminarteilnehmer/innen, die durch ihre Fragen und Hinweise auf die Probleme in der Praxis hingewiesen haben und dadurch bei mir weitere Erkenntnisse ausgelöst haben. In diesem Zusammenhang auch ein Dankeschön den beiden Lektoren, Dr. Thomas RAU und Dr. Maria BLECKER. Ihre Anregungen und Vortragsschwerpunkte haben sehr geholfen. Nicht zuletzt ein Dankeschön an meine Lebenspartnerin Martha Schasche, die nicht nur deutlich unter dem zeitlichen Druck der Manuskriptherstellung gelitten hat, sondern durch konstruktive Hinweise auf geriatrische und diätetische Probleme im Alltagsleben Akzente gesetzt hat. Last, but not least: Was nützt das Wissen, wenn es nicht Menschen gibt, die zum Niederschreiben motivieren? Wenn diese Person zugleich der Verleger ist, dann verpflichtet dies doppelt und freut besonders.

Dr. med. Konrad WERTHMANN
Arzt für Allgemeinmedizin und Facharzt
für Kinder- und Jugendheilkunde
Salzburg (Österreich)

Einleitung

Der Mensch kann seine Gesundheit massgeblich selber beeinflussen. Er hat es in der Hand, seinem Körper Gutes zu tun. Doch oft schafft er dies nicht, vor allem weil er nicht in der Lage ist, vorbeugend zu denken. Insbesondere beim Essen bekundet der Mensch grosse Schwierigkeiten, seiner Gesundheit Priorität einzuräumen. Zu wichtig sind ihm seine Lieblingsspeisen – zu sehr hängt er an seinen Gewohnheiten. Der Mensch ist ein eigentliches Gewohnheitstier, und er ist ein Individuum mit somatischer Neigung. Mittels Pillen, Spritzen oder Salben hofft er, gesund zu bleiben. Doch ist es ein Ding der Unmöglichkeit, alles mit Mitteln zu lösen. Genau wie der Autofahrer das Fahrzeug lenkt, lenkt der Mensch seinen Körper. Der Darm spielt dabei eine ganz zentrale Rolle, denn der Darm ist das Grenzorgan zwischen Psyche und Soma und daher besonders empfänglich für seelische Reize. Eine Ganzheitstherapie muss diesen Aspekt berücksichtigen, ja sogar in das Konzept integrieren.

Seelische Probleme als Verursacher von somatischen Beschwerden werden – weil sie der Mensch nicht wahrhaben will – oft übersehen. Nur selten betreiben die Menschen freiwillig die Aufarbeitung von Problemen. Diese Schwerarbeit würde dem Körper aber gut tun, denn sie würde ihm neue Kraft verleihen. In diesem Buch geht es vor allem um die Vorbeugung von möglichen chronischen Krankheiten und um die ganzheitliche Therapie bereits bestehender chronischer oder allergischer Krankheiten. Dazu zählen auch die hausgemachten Krankheiten, die sogenannten Zivilisationskrankheiten.

Sobald eine ganzheitliche Therapie vorgeschlagen wird, an deren erster Stelle der Darm mit einer entsprechenden Diät steht, hört man immer wieder, das Leiden sei das Resultat ungünstiger Erbanlagen oder konstitutioneller Schwäche. Eine Schwäche der Organe wird nicht bestritten. Dass aber der Mensch die Toleranzgrenze dieser Organe oft überstrapaziert, z. B. beim Essen, wird meist verschwiegen bzw. nicht zur Kenntnis genommen. Dies hat wohl auch damit zu tun, dass es für den Menschen schwierig ist, seine Einstellungen und Gewohnheiten zu ändern. In solchen Situationen hilft eine Diät. Das griechische Wort DIAITA bedeutet: Umstellung in der Einstellung (zu seinem Körper). Erfahrungsgemäss entpuppt sich so manche Unverträglichkeit als eine familiäre oder persönliche Überempfindlichkeit, die der Betreffende unbewusst über seinen Körper lösen möchte. Über das DIAITA können diese Probleme – seien sie psychischer oder somatischer Natur – überwunden werden. Es ist in diesem Zusammenhang darauf hinzuweisen, dass Probleme aus dem seelisch-somatischen Bereich in vielen Fällen vor den somatischen gelöst werden müssen. Sonst kann der beste Arzt diesem Allergiker nicht helfen.

Therapeuten bemängeln immer wieder das heutige Essverhalten und insbesondere die bei Kindern und Jugendlichen übliche Kost. Therapeuten könnten diesbezüglich allerdings viel mehr Einfluss nehmen, als sie dies tun. Meist ist mindestens ein Elternteil gegen diätetische Massnahmen, sei es aus Bequemlichkeit, aus Angst vor Verlust der Lieblingsspeisen oder weil er oder sie sich schlicht nicht ändern will. Hier könnten Therapeuten korrigierend eingreifen. Doch die Wohlstandsgebiete formen sich ihre Therapeuten; diese sind selber Teil der Wohlstandsgesellschaft. Bekanntlich weisen die Wohlstandsgebiete den grössten Medikamentenverbrauch auf. Gleichzeitig negieren ihre Bewohner die zentrale Funktion des Darms im Körper. Dass die Allergien sich in den letzten zwei Jahrzehnten fast verdoppelt haben und zu einer eigentlichen Modekrankheit geworden sind, darf deshalb nicht verwundern. Nicht nur der erbgenetische Einbau der Erbtoxine Kuhmilch und Hühnerei, sondern auch der masslose und unreflektierte Umgang mit dem Körper und seinen Organen fordern überempfindliche Reaktionen der Schwachorgane heraus. Die Schulmedizin sucht nach Heilmitteln – eigentlich müsste man sagen, sie sucht ihr Heil mit Mitteln – gegen die Allergien und rennt so den Symptomen hinterher.

Solange die beiden Elternteile keine gemeinsame Linie innerhalb der Familie verfolgen, so lange wird weder die Esskultur noch die körpergerechte Nahrung am Tisch je ein gewichtiger Faktor sein. Wenn man heute Eltern von grösseren Kindern und Jugendlichen fragt, warum sie Fastfood erlauben, den Mikrowellenherd benützen oder die vorgeschriebene Diät eines Familienmitgliedes nicht der gesamten Familie wenigstens teilweise unterbreiten, erntet man Achselzucken. Meist heisst es, man wolle die Kinder nicht sozial ausgrenzen. Mit dieser Haltung glauben die Eltern, ihren Kindern keinen seelischen Schaden zuzufügen. Dass sie den Kindern aber infolge schlechter Ernährung und den daraus resultierenden Leiden einen seelischen Schaden zufügen könnten, übersehen sie. Dabei ist der Gesundheitszustand unserer Kinder tendenziell schlecht. Sehr oft werden die Zusammenhänge zwischen der guten Funktion der Verdauungsorgane und der übrigen Organe ausser Acht gelassen.

Verdauungsschäden bei Kindern und Jugendlichen
Bindegewebeschwäche: Fehlhaltungen der Wirbelsäule mit Knick-, Senk- oder Plattfüssen, Rundrücken
chronische Infektanfälligkeit: Entzündungen der Mittelohren, der oberen Luftwege und der Stimmbänder, Inappetenz und Blinddarmreizungen
Störungen des vegetativen Nervensystems: Unruhe, motorische Rastlosigkeit, Schlafstörungen, Merkfähigkeit, Gedächtnislücken, mangelnde Ausdauer beim Lernen
Schäden am Gebiss (sehr weit verbreitet): Schäden direkt an den Zähnen (Karies), Fehlhaltungen von vergrösserten Tonsillen sowie adenoiden Vegetationen und deren Druck auf die Frontzähne
Minderwuchs, Mindergewicht: hervorgerufen durch eine atrophische Darmschleimhaut

Abb. 1 Verdauungsschäden bei Kindern

Den Erwachsenen ist es überlassen, wie sie mit ihrem Körper umspringen wollen. Aber bei den Kindern liegt die Verantwortung bei den Eltern. Es ist zweitrangig, ob die Kinder alle Impfungen zeitgerecht oder überhaupt erhalten. Es ist aber nicht egal, wenn man ihnen den wichtigsten Abwehrfaktor und Gesunderhalter, den Darm, regelrecht zerstört. Eine unvernünftige Nahrung mit wenig Vitalstoffen und viel Zucker, denaturierte Nahrung wie Fast- oder Mikrowellenfood fördert die Schwachorgane im Körper. Heute bestimmt der herrschende Trend, welche Nahrung auf den Tisch kommt. Doch ist nicht für jeden Menschen dasselbe Essen gut. «Wählen und Überlegen» sollte deshalb vermehrt die Devise lauten.

Allzu leicht wird vergessen, dass in uns Milliarden von Mikroben leben und unseren Organismus unterstützen. Diese Kleinstlebewesen bilden teilweise lebenswichtige Stoffe und gehören zu uns. Sie sind genauso wichtig wie die Vitamine oder Enzyme. Sie sind der Lebensfaktor, denn sie stärken das Immunsystem des Darmes und damit des ganzen Körpers, und sie zerstückeln die anfallenden Speiseteile bis hin zur Zellulose. Sobald der Mensch sein inneres Milieu beispielsweise durch ungesunde Ernährung zerstört, bringt er die Ordnung der Mikroben durcheinander. Einzelne Kolonien nehmen Überhand oder entwickeln sich zu schädlichen Parasiten. Damit verursachen sie verschiedene krank machende Vorgänge auch im Körper. Sehr schnell kann sich aus einer friedlichen Lebensgemeinschaft eine feindlich gesinnte Armada bilden, die das Blut schädigt, Krebs erzeugt und mitunter Menschenleben fordert.

Zur Erhaltung des inneren Milieus brauchen wir nicht Tabletten oder Chemie, sondern eine Kost, die frei von möglichen Allergenen ist.

Es existieren viele Diäten, die alle mit Gesundheit, Gewichtsabnahme und Senkung des Cholesterinspiegels begründet werden. Doch über dasVerdauungsgeschehen gibt es noch keine verlässliche Übersicht, sondern nur Teilerkenntnisse. Je nach Standpunkt und Akzeptanz der gesicherten Erkenntnisse wird die vegetarische Ernährung als gesundheitserhaltend betrachtet oder die Rohkost als Idealnahrung für den Menschen dargestellt. Ein nicht unerheblicher Teil von Therapeuten und Patienten verteidigt die Mischkost. Solange daraus keine Krankheiten entstehen, haben sie alle Recht. Dieses Buch ist für chronisch Kranke geschrieben, zu denen insbesondere die Allergiker zählen. Bei ihnen herrschen andere Gesetze. Allen Darmstörungen gemeinsam ist die viel zu frühe Absetzung des Neugeborenen von der Mutterbrust und daraus folgend die frühzeitige

Sensibilität gegen die Kuhmilchpräparate. Später kommen die Probleme mit Nahrung aus Eiern hinzu. Das Wichtigste beim Menschen ist seine intakte Darmschleimhaut, die sogenannte Mukosa. Die jahrzehntelange Praxiserfahrung mit chronisch kranken Menschen und Allergikern zeigt, dass sich die enterale Mukosa nur durch eine Nahrungskarenz der allergischen Speiseteile aufbauen lässt. Dies zeigt aber auch, dass die gesunde Darmschleimhaut lebensnotwendig ist und man sie präventiv viel mehr beachten muss. Die daraus resultierenden Erfolge stellen eine solche Diät in den Mittelpunkt meiner langjährigen Praxis als Naturheilarzt.

Das Milieu ist alles

«Das Milieu ist alles.» Dieser Ausspruch stammt von Professor Dr. Günther ENDERLEIN, dem Entdecker von in uns lebenden «Verwandlungskünstlern», den sogenannten Endobionten. Als Milieu wird das Zusammenspiel aller Faktoren innerhalb eines bestimmten Raumes bezeichnet, die jeden einzelnen Faktor beeinflussen. Das Milieu enthält auch eine Konstanz der Umgebungsfaktoren mit Hilfe verschiedener Regelsysteme. Das Milieu ist demnach ein Zusammenspiel verschiedener Regelkreise in einem definierten Raum. Somit kann «Milieu» immer dann verwendet werden, wenn es um die Beschreibung des Zusammenlebens von verschiedenen, voneinander abhängigen Lebewesen geht.

Im menschlichen Körper werden die Einflüsse für die einzelnen Kompartimente durch die Wasserbindungsfähigkeit, die Mineralanteile und die Durchlässigkeit für den Biophotonenstrom vorgegeben. Das Milieu in der Zelle ist anders als das Milieu ausserhalb der Zelle oder im Darm. Beeinträchtigende Störfaktoren bringen je nach Milieu ortsverschiedene Symptome hervor. Solche störenden Einflüsse sind Stoffwechselstörungen, Essensmodalitäten oder eine Veränderung des pH-Wertes. Letzteres ist die Wasserstoffionen-Konzentration in einem Gewebe, die vornehmlich das Milieu für die Endobionten bestimmt. Der wichtigste Part dieser Milieuabhängigkeit ist das an Kohlenhydraten und Proteinen reiche Essen. Der Mensch kann somit sein Milieu selbst bestimmen.

Die Polarität ist ein weiteres wichtiges Gesetz des irdischen Lebens. Dieses Gesetz gilt auch für den Menschen und seine Verdauung. Mancher lebt auf den ersten Blick gesund, weil er gesunde Nahrung zu sich nimmt. Doch dies will noch lange nichts heissen. Auch ein Gourmet, der sich ganz bewusst ernährt, schadet oft seinem Verdauungstrakt. Bewusst essen heisst DIAITA leben, das heisst, man muss die Einstellung zu seinem Darm ändern.

Wollte man alle Reaktionen eines multifaktoriellen Organs wie des Verdauungstrakts beschreiben, würde allein dies ein Buch füllen. Daher werden nur die wichtigsten und für das unmittelbare Verständnis einzelner Krankheiten oder Beschwerden notwendigen Vorgänge angeführt.

Allergien sind in der Regel auf einen schlecht funktionierenden Darm zurückzuführen. Dies ist für die Betroffenen meist nur schwer nachvollziehbar. So wie der Mensch mit der Natur und seiner unmittelbaren Umwelt umgeht, so malträtiert er seinen Körper. Die systematische Veränderung des menschlichen Lebensraumes hat einen unmittelbaren Einfluss auf die Lebensweise des Einzelnen und beeinflusst die Vorgänge im Inneren. Der Mensch lebt nach dem Motto «Alles ist machbar», auch im Darmraum. Dem ist aber nicht so.

Jede Zeit hat ihre Tischkultur. Neue Speisen entstehen, alte verschwinden. Inzwischen haben diese Veränderungen ein Mass angenommen, die eine gute Verdauung schier verunmöglichen: Man steht und liest beim Essen, schlingt hinunter, sieht dabei TV oder beschäftigt sich beim Essen anderweitig.

Der Mensch erzeugt oftmals Chaos. Das Chaos ist ein ungeordneter Zustand, der den herkömmlichen und gewohnten, vielleicht auch den im Voraus berechenbaren Gesetzen nicht mehr folgt. In dieser Verfassung sind die Abläufe vom Einzelnen nicht mehr steuerbar. Das Chaos tritt aber nicht urplötzlich auf. Es kommt erst, nachdem bereits viele kleine Einzelaktionen stattgefunden haben. Ein typisches Beispiel dafür ist die starke Verbreitung der Hausstaubmilbe.

Seit Urzeiten diente die Hausstaubmilbe der viel grösseren Raubmilbe als Futter. Damit wurde die Hausstaubmilben-Population klein gehalten, und entsprechende Allergien waren selten. Heute wird die Raubmilbe beim Saubermachen per Staubsauger aus dem Milieu entfernt, und die Staubmilbe kann sich unbegrenzt vermehren. Ihre Populationsdichte in den Plastik- und Wollteppichböden ist inzwischen derart gross, dass die Stauballergie (Auslöser: Haus- oder Mehlmilben) eine zentrale Rolle bei den Inhalationsallergenen spielt. Aus Modegründen wurden vielerorts Bodenbeläge aus Holz und Stein sowie der ebenso leicht waschbare Stoffresten-Teppich aus dem Wohnbereich entfernt und gegen Plastik, Kunststoff und Spannteppiche ausgetauscht. Die Folge: Diese verhältnismässig geringe Veränderung im Wohnbereich bewirkt eine immense Störung im Atemtrakt. Heute stellen die Kinder bei der Inanspruchnahme von Asthma-Ambulanzen bereits den höchsten Anteil. Es ist zu befürchten, dass diese Tendenz weiter zunimmt. Das Asthma macht vielen Angst; es entwirft weitere für den Mediziner nicht oder nur sehr schwer kontrollierbare Szenarien der Lunge. Ein Asthma verändert auch die psychische Struktur eines Menschen. In nicht allzu ferner Zeit werden die Psychologen und Psychiater ihren Anteil an der Folgearbeit übernehmen und dabei indirekt die Entwicklung des Kindes beeinflussen.

Dies mag alles übertrieben wirken, aber es ist eine Tatsache, dass die menschliche Spezies chaotisch lebt. Dies lässt sich auch an den domestizierten Tieren erkennen. Jedes Tier hat seinen Instinkt, der ihm sagt, was für es gut oder schlecht ist. Durch die menschliche Nähe wird seine Weiterentwicklung verändert. Die Folge: Der ursprüngliche Instinkt fehlt, und das Tier erleidet dieselben Krankheiten wie der Mensch.

Jede Allergie hat auch seelische Ursachen. Solche Störungen agieren über das zentrale und das vegetative Nervensystem sowie über die Sinnesreize. Es gibt genug Gründe, auf das Innere zu hören. Oft sind die seelischen Ursachen in Form von Ängsten vorhanden, werden von uns verdrängt und machen sich über den Verdauungstrakt bemerkbar. Unser Appetenzverhalten wird vom Unterbewussten gesteuert. Chronischer Kummer kann dick machen, akute seelische Erschütterungen zu Durchfall und Erbrechen führen. Es gibt aber auch andere Mechanismen: Schon weit vor dem eigentlichen Essen stellt sich der Mensch in der Phantasie die Speisen vor. Denn jede Speise wird auch mit dem Auge erfasst. Der sogenannte pawlowsche

Reflex löst in der Bauchspeicheldrüse eine Sekretion aus. Dadurch trifft das Essen bereits auf ein vorbereitetes Verdauungsmilieu. Zusatzstoffe in den Lebensmitteln, die appentenzanregend wirken, täuschen das Sättigungsgefühl und verbilden die Geschmackspapillen. Wegen dieser Lebensmittelzusätze ist der Mensch beim Essen oft nicht mehr zu bremsen: Er isst weit mehr, als ihm gut tut.

Die Psyche und der Verdauungstrakt liegen ganz eng zusammen.

Die Benützung unserer Sinnesorgane bewirkt Lebensqualität. Ein ruhiges Gespräch zum Essen kann durchaus anregend und zugleich ausgleichend sein. Durch das Interesse am Gespräch lässt man dem Verdauungsteil Zeit, die Stillung des Hungers zu spüren. Verursacht aber die Gesprächsatmosphäre oder die zusätzliche Tätigkeit eine zu grosse Anregung bzw. Ablenkung vom Essen, dann hat dies fatale Folgen. Lenkt man das Auge durch Zeitungslesen oder Fernsehen ab, dann erreichen den Hypothalamus keine Meldungen aus dem Verdauungstrakt. Der Hypothalamus, die Verbindungsstrasse und Schaltstelle zwischen dem zentralen und dem vegetativen Nervensystem, arbeitet als Einbahnstrasse mit einer bestimmten Reizdurchlässigkeit. Die Lichtreize haben eine stärkere Intensität und daher Vorrang gegenüber Immun- und anderen Reizen. Damit können weder zentripetale noch zentrifugale Informationen für die Verdauung passieren, das heisst, die Absorptionsvorbereitung und die Sättigungsmeldung werden stark verzögert.

Das Sättigungsgefühl und der Hunger sind sehr sinnvolle Einrichtungen.

Das Sättigungsgefühl und der Hunger sind eine sehr sinnvolle Einrichtung. Selbst wenn alle Systeme richtig arbeiten, gibt es weitere Gründe, warum der Mensch zu viel isst. Viele Kinder vertreiben sich die Zeit mit Essen. Und bei den Erwachsenen ist es oft der Kummer, der sie zu übermässigem Essen treibt. Doch beides verursacht im Körper «Chaos». Es gibt keine Ruhepause für die enzymproduzierenden Drüsen, und die weiterführenden Verdauungsprozesse werden sukzessive überfordert. Vor allem aber müssen die Deponien mehr aufnehmen, als sie verkraften. Das Bindegewebe und das Blut werden mit Kohlenhydraten und Proteinen überfüllt. Das Chaos äussert sich in Hochdruck, Migräne, Osteoporose oder sogenannten Kampylobacter-«Infektionen». Psychische Gründe können aber auch das Gegenteil bewirken: Der Jugendliche hungert sich in die Azidose und erleidet dadurch Krankheiten wie Bulimie oder Magersucht.

Die Fehlentwicklungen beginnen stets unbemerkt, da die Schmerzen des Körpers nicht verstanden werden. Zunächst stellen sich Veränderungen des zentralen Nervensystems ein. Sie zeigen vor allem eine starke Belastung des Bindegewebes oder der Matrix durch die Ablagerung von nicht abbaubaren Stoffen. Müdigkeit, Merkstörungen und Konzentrationsmangel sowie verändertes Schlafverhalten zeigen die Überforderung der Matrix an. Sie ist die kleinste Einheit von Zellen, Nerven und Gefässen, über die alle Informationen wie unsichtbares Licht, nervliche Signale oder Botenstoffe für den Stoffwechsel und Mineralreaktionen laufen. Ihre Leit- und Reaktionsfähigkeit sinkt beträchtlich, wenn in den Strukturen Wasser oder andere überschüssige Produkte eingelagert sind. Die verlangsamten Reaktionen des Hirnes und der Bewegungsabläufe verlangen Mengen an auputschenden und ermunternden Mitteln. Um diese wieder zu dämpfen, werden Schlaf- und Beruhigungspillen geschluckt. Man dreht an der Spirale des Chaos.

Der Mensch prägt sein Milieu selber.

Wie begegnet man dem allgegenwärtigen Milieuschaden? Diese Frage hat schon viele Geister beschäftigt, und es gibt kein Patentrezept. Vielmehr bleibt es jedem Einzelnen überlassen, *sein Umdenken, seine Umstellung in der Einstellung* sich selbst zu verordnen. Dies ist sicher nicht leicht, doch das Bemühen trägt Früchte. Und etwas kann sicher jeder befolgen: Seinem Darm einen grösseren Stellenwert als bisher einräumen. Das vorrangige Ziel ist, die Bakterien und die Darmschleimhaut wichtig zu nehmen.

Zusammenfassend lässt sich sagen, dass das Milieu durch das tägliche Leben, aber auch aus der geschichtlichen Entwicklung heraus geformt wird. Immer ist es der Mensch, der sein Milieu selber prägt. Doch ist er sich dessen gar nicht bewusst und vergisst im täglichen Leben, auf seinen Körper zu achten. Es ist daher für den Allergiker dringend notwendig, seine Augen gegenüber der Umwelt zu öffnen und sich zu fragen, was er ändern kann.

Das Bindegewebe – der Ort aller Lebensfunktionen

Alles Lebendige im Organismus läuft über die kleinste Einheit des Vielzellers, über die Matrix. Der österreichische Universitätsprofessor Alfred PISCHINGER (1899–1983) beschrieb sie in den Nachkriegsjahren erstmals und bezeichnete sie als das «System der Grundregulation». Seine Erkenntnisse haben nach wie vor Gültigkeit (siehe auch Abb. 2) Prof. Hartmut HEINE hat sie mittels moderner Erkundungsmethoden (Elektronenmikroskopie, siehe Abb. 3) weiter verfeinert und ausgebaut.

PISCHINGER erkannte die wichtigsten Lebensgrundfunktionen: die Steuerung des Wasser-, des Sauerstoff-, des Säure-Basen- und des Elektrolythaushaltes, was bedeutet, dass das Grundsystem den gemeinsamen Resonanzboden für alle Reizqualitäten darstellt. Daraus resultiert, dass nur im Zelle-Milieu-System eine Summierung von Reizen nachzuweisen ist und deren Auswirkungen auf die übergeordneten Regelkreise – wie Immun-, Hormon- und vegetatives Nervensystem – erst sekundär überprüfbar sind. Nach PISCHINGER und KELLNER (österr. Histologe) sind Überlastungsreaktionen des Grundsystems wegen einmaliger extremer Überlastung sehr selten, infolge einer Summierung von verschiedenen Belastungen indes ungemein häufig. Das System spielt bei den allergischen Krankheiten und der Neigung zur Chronizität eine grosse Rolle. Der Körper reagiert nach dem Prinzip «Das Fass ist voll». Die Beantwortung von Reizen, Intoxikationen und Infekten hängt daher primär von der Reaktionsfähigkeit des Grundregulationssystems ab. Der Verlauf einer Erkrankung wird deshalb nicht nur von der Art der exogenen Noxe allein bestimmt, sondern mindestens ebensosehr von der individuellen Reaktionsfähigkeit der Organe (PERGER).

Die Qualität und Quantität der Grundsubstanz ist in den verschiedenen Organen verschieden entwickelt und demnach auch verschieden stark angreifbar. (HEINE)

Eine Erkrankung wird man nicht so schnell los. Die Proteoglykane (PGs) und die Glykosaminoglykane (GAG), das Bindegewebe (siehe Abb. 3) sowie die Hyaluronsäure können durch Eiweiss-Einlagerungen weniger Wasser binden. Die dynamische Gestaltung der Grundsubstanz, das heisst, die Aktivierung und die Hemmung von Heilprozessen, ist deutlich eingeschränkt. Die Träger sind die proteolytischen Enzyme und ihre Inhibitoren.

Das System ist so installiert, dass auf jeder Vorstufe der Umbau synchronisiert möglich ist, zeitlich verzögert oder abgebrochen werden kann. Die raumzeitliche Feinabstimmung von Gewebsauf- und -abbau ist qualitativ und quantitativ von Zytokinen und ihren Zielzellen wie Mastzellen, Fibroblasten, Makrophagen, Neutrophilen, Killerzellen und T-Lymphozyten abhängig. Damit erklärt sich auch bei jedem Einzelnen die Verschiedenheit der krankhaften Veränderungen auf ein und denselben Reiz. Die verschiedensten Reizfaktoren (Stress) sind Risikofaktoren (HAUSS), auf die die Zellen des Mesenchymsystems sensibler reagieren als Organzellen. Einerseits laufen die Reaktionen langsamer ab, andererseits können Reaktionen dadurch beschleunigt werden.

Die Matrix besteht aus einem komplizierten Maschenwerk von Makromolekülen, das die Zellen im multizellulären Organismus untereinander verbindet und ein den Zellen vorgeschaltetes Molekularsieb bzw. ein Biophotonenfilter ist. Diese ausserhalb der Zellen liegende Matrix ist die eigentliche Grundsubstanz (Abb. 2/Abb. 3), die immer wieder als Stau- oder Depositionsraum und als besonderer Reaktionsraum bezeichnet wird. Die vielfältigen Informationen zwischen den Zellen laufen über die Grundsubstanz und ihre Struktur aus Zuckerpolymeren. Die Grundlage für ein gesundes Leben ist das biologische Fliessgleichgewicht.

Die Grundsubstanz ist ein offenes Regelsystem. Jeder Reiz, egal ob thermisch, chemisch oder physikalisch, kann in das System eingebracht werden und muss über dieses System verarbeitet werden. Nach dem grossen Matrixforscher HEINE sind die energetisch offenen Systeme Fehlinformationen unterworfen. Daraus entwickelt sich ein Circulus vitiosus, der zur latenten Gefahr einer Chronifizierung von krank machenden Prozessen führt. Alle Fremdsubstanzen, die in den Körper eingeführt werden – also auch die Nahrung –, wirken auf die Grundsubstanz zunächst als Belastung, die die Möglichkeiten von Störungen vergrössert.

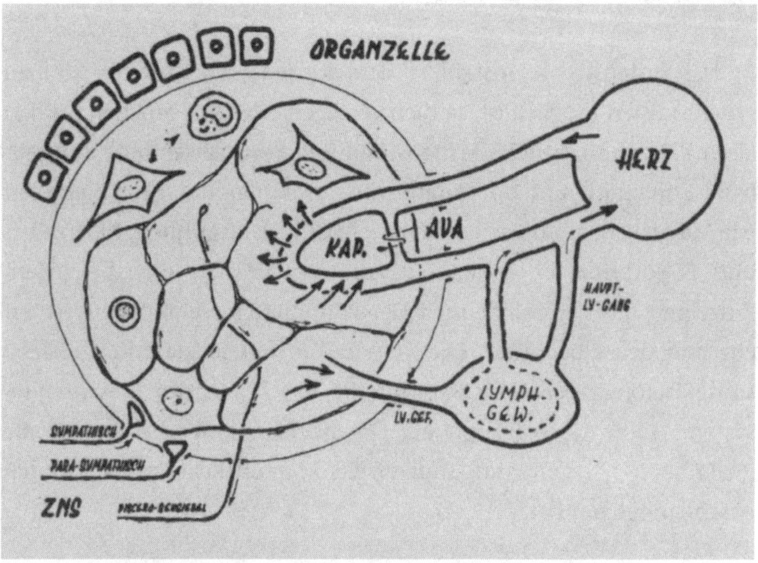

Abb. 2 Stilisierte Matrix nach PISCHINGER

Die Grundstruktur besteht aus den drei Teilen Kapillare, Basalmembran und Zelle. Diese Matrix ist auch bei den «niederen» Tieren vorhanden, ihnen fehlen allerdings die Kapillaren. Bei den Einzellern stellt das umgebende Milieu die Grundsubstanz dar.

Die Matrix ist eine Kommunikationsstelle für die Zellen und eine schnellleitende Informationsbrücke von Zelle zu Zelle, bei der die Wasser-Zucker-Polymeren bereits auf geringste Energieveränderungen, wie sie in homöopathischen Medikamenten vorhanden sind, reagieren. Die Matrix ist eine Ordnungshüterin, die die Zellindividualität gewährleistet und die Strukturen überwacht. Durch die Ablagerung überschüssiger Stoffwechselprodukte und durch das Altern werden ihre Elastizität und Dynamik deutlich eingeschränkt.

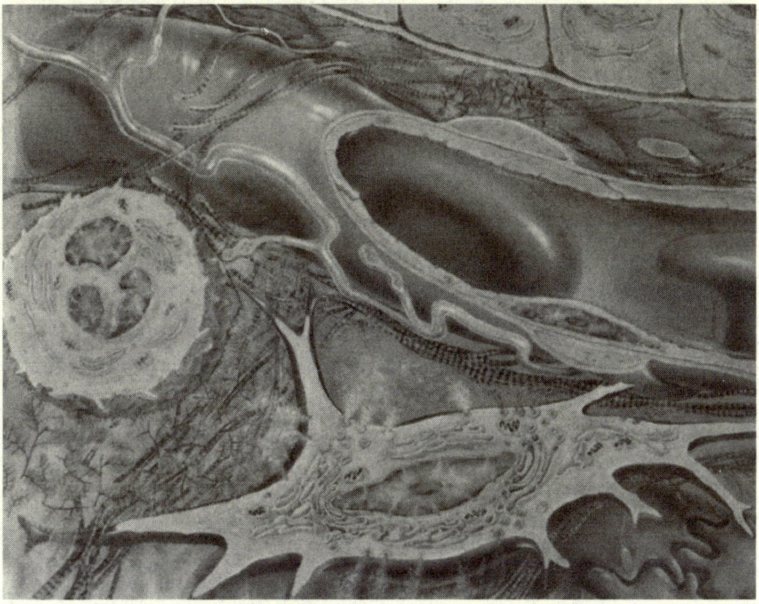

Abb. 3 Matrix im Elektronenmikroskop

Folgende Funktionen werden über die Matrix abgewickelt:
Wasserbindung
Entsorgung mittels Entzündung
zelluläre Abwehr über Fibrozyten-Makrophagen-Immunität
Ionenaustausch
Radikalfängertätigkeit
Nervale Reize an die Einzelzelle
Alle Reize des vegetativen Nervensystems

Abb. 4 Einzelne Funktionen der kleinsten Einheit des Vielzellers

Die Deposition ist ein nützliches Instrument, das den Organismus vor Überlastung schützt. Die zeitweilige Ablagerung lässt einen sukzessiven Um- und Abbau anfallender Speiseteile zu. Dieser Zustand kann beliebig lange dauern, ohne dass ein Dauerschaden davongetragen wird. Werden jedoch die Strukturen der Matrix durch Störfelder, Stoffwechselkrankheiten oder übermässigen Genuss von schwerverdaulichen Speisen überbeansprucht, können bereits kleinste Ablagerungen den Anfang eines chronischen Leidens bedeuten (z.B. Wurzelbehandlungen, Operationen oder seelischer Kummer). Näheres über den Depositionszustand bzw. die Imprägnation ist im Kapitel über die Vikariation (siehe Seite 85) nachzulesen.

Unspezifische Störungen bei Belastungen oder Blockierungen des Bindegewebes
Schlafstörungen, kein Tiefschlaf, keine Erholung beim Schlafen, starkes Träumen, bereits am Morgen schlapp
Starke Erholungsbedürftigkeit, Leistungsabfall, Abgespanntheit, allgemeine Unruhe, Kribbeln, Zittern, Unfähigkeit, sich während des Urlaubs zu erholen
Wortfindungsstörungen, Gedächtnisstörungen, benebelter Zustand
Blutdruckerhöhung, Blutdrucklabilität, Herzrhythmusstörungen, Kälte-/Hitzegefühl, Frösteln, Schwitzen
Störungen im Urogenitalbereich, Brennen der Schleimhäute
diffuse Kopfschmerzen, die nicht mit dem Meridianverlauf konform sind
die Organe fühlen sich wie «rohes Fleisch» an

Abb. 5 Unspezifische Störungen bei Bindegewebebelastungen

Die Beschwerden, wie sie in Abb. 5 dargestellt werden, findet man auch bei Schwermetallvergiftungen (Amalgam) und in der Candidiasis. Manches Symptom mag von verschiedenen Fachleuten unterschiedlich bewertet werden, aber die Grundsymptomatik bleibt dieselbe. Beide Krankheiten können nur über das Bindegewebe Beschwerden auslösen. Sie sind ebenso eine Folge der atrophischen Darmmukosa.

Beim Älterwerden nimmt die Dynamik der Grundsubstanz ab. Dies ist ein ganz normaler Vorgang. Der Grund liegt beim Schwund der elastischen Fasern in den verschiedenen Geweben (Atrophie) infolge Mangelernährung, Verwertungsstörungen sowie einer verminderten Reaktion der Matrix auf die Wassereinlagerung. Zudem werden Proteinteile vermehrt eingelagert, was die Versulzung des Bindegewebes vorantreibt. Die damit verbundenen Veränderungen der polymeren Strukturen entsprechen einem sauren Milieu und genügen nicht mehr den Erfordernissen. Statt dem Sol- herrscht der Gelzustand. Mit zunehmendem Alter nimmt auch die Anzahl und die Dauer der Stoffwechselwirkungen ab. Eigentlich müssten ältere Menschen die Nahrungsmittelmenge herabsetzen und mehr Spurenelemente essen. Andererseits ist es häufig dieser Verlangsamung zu verdanken, dass die Reaktionen im Alter langsamer oder seltener ausbrechen. Der Krebs wächst langsamer – Gleiches gilt für die allergischen Reaktionen, die manchmal sogar ganz verschwinden (siehe Kapitel zu Vikariation auf Seite 85).

Ein überlastetes Bindegewebe verursacht Beschwerden, deshalb sollte sich der Arzt auf die Entlastung des Bindegewebes konzentrieren. Es genügt nicht, bloss die Trinkwassermenge zu erhöhen. Eine Ausleitung von Deponiestoffen kann nur über den strikten Einbezug des Darmmilieus, die Diät nach WERTHMANN, die Isopathie sowie die Verordnung von ortomolekularen Mineralien, Schüsslersalzen und Vitaminen erreicht werden.

Der Darm – Ursprung aller Allergien

Für die meisten Patientinnen und Patienten ist es geradezu eine revolutionäre Erkenntnis, dass der Darm Ursprung einer jeden Allergie ist. Für die meisten sind die Zusammenhänge kaum fassbar. Sie haben beim Stuhlgang keine offensichtlichen Schwierigkeiten, glauben, ihre Verdauung sei normal, und dann soll ihre Haut- oder Nasenschleimhautallergie vom Verdauungstrakt herrühren? Ebenso erstaunlich ist für sie, dass Rheuma oder die Osteoporose darmabhängig sein sollen. Tatsächlich ist auch in diesen Fällen die Matrix beteiligt, besonders das Zelle-Milieu-System (PISCHINGER) des Darmes.

Selbst Fachleute übersehen die Bedeutung des Darms bei Problemen mit dem Zelle-Milieu-System und der Matrix. Dabei ist die Darmschleimhaut in Verbindung mit dem Bakterienrasen das für den Menschen und seine Abwehrreaktionen wichtigste Organ. Es kann durch keinen anderen Körperteil ersetzt werden. Viele Therapeuten versuchen jeweils, den Bakterienrasen mittels Bakterienkulturen zu beeinflussen. Dies ist zwar grundsätzlich eine gute Idee, aber greift zu kurz.

Die zentrale Bedeutung des Darmes ist bereits beim Embryo manifest: Das Darmrohr wird gleich nach dem Neuralrohr gebildet. Die Abwehrreaktionen sind sehr früh, allerdings nur teilweise und andeutungsweise, vorhanden. Man kann sie bereits in der zehnten Fötalwoche, also im dritten Schwangerschaftsmonat, histologisch erkennen. Anschliessend werden der Zottenapparat, die Schleimhäute und danach das Darmrohr gebildet. Dieses nimmt bereits zu diesem Zeitpunkt eine konkrete Form an, bleibt in seinem Inneren jedoch steril. Die lymphatischen Einrichtungen wie Lymphknoten und -wege formieren sich rund um das Darmrohr. Kurz vor der Niederkunft zeigt sich nochmals die herausragende Stellung des Darmes, indem über 50 Prozent des lymphatischen Gewebes rund um den Darm ausgebreitet werden, quasi bereit für die Abwehr.

Warum liefert eigentlich gerade der Darm das grösste Potential an Abwehrstoffen? Das Darmrohr ist eigentlich ein Organ, das zur «Aussenwelt» des Menschen gehört. Man stelle sich ein Betonrohr mit einem dicken Mantel vor. Dieser Mantel ist der Körper und das Rohr in der Mitte der Darm. Ähnlich ist es beim Menschen: Zwischen dem Darmrohr und dem übrigen Körper ist eine sehr stabil gebaute und durch viele überlappenden Mechanismen geschützte Darmbarriere. Dies ist wichtig, denn das Darmrohr enthält einen stark gefalteten Zottenapparat, der ausgebreitet eine Oberfläche von 300 m^2 aufweist und rund 700 Milliarden Keimen Platz bietet. Die Darmbarriere trennt das Innere des Menschen vom Darm. Viele Leute glauben, Darmantigene seien bei systematischen körperlichen Blutuntersuchungen nachweisbar. Doch dem ist nicht so.

Die Darmschleimhaut hat zwei wichtige Funktionen, die (aktive) Resorption bzw. *Absorption* und die (passive) *Diffusion*. Die aktive enterale Resorption besteht darin, dass einzelne Stoffe aktiv und zellulär aus dem Darmlumen durch die Mukosa im Körperinneren aufgenommen werden. Dies sind beispielsweise die Ionenleistung oder im Falle der Fette und Gallensäuren die verschiedenen Carriersysteme. Eine Schleimhautatrophie verringert solche Vorgänge. Die Diffusion funktioniert ohne körperliche Anstrengung und wird bei einer Schleimhautatrophie noch erleichtert.

Die Darmbarriere

Zur Darmbarriere gehören der Zottenapparat, die Lymphgefässe und die Peyer'schen Plaques sowie die Mukosa zusammen mit dem Bakterienrasen. Letzteres stellt keinen Widerspruch dar. Diese gewaltige Festung können die Bakterien nur bei angeschlagener Gesundheit überwinden, ansonsten bleiben sie untereinander, was durchaus von Vorteil ist, denn je mehr Bakterien mit der Schleimhaut zusammenarbeiten, desto besser und vollständiger wird das Spektrum an Abwehrstoffen.

Das Immunglobulin A ist ein Antiallergikum

Das Immunglobulin A (IgA) ist für den Menschen der wichtigste Abwehrkörper. Es wird fast ausschliesslich von der Darmschleimhaut gebildet und dient ihr in mehrfacher Hinsicht. Im Darm hilft es bei der Abdichtung des interzellulären Raumes (zwischen den Schleimhautzellen) und der Markierung von Substanzen, die nicht die Darmbarriere passieren dürfen. Während der Schwangerschaft schützt das mütterliche IgA das Baby. Gleich nach der Geburt setzt die eigene IgA-Produktion ein.

Fehlendes IgA verursacht:
durchlässige Darmschleimhaut («leaky gut»)
keine Markierung von Toxinen, Bakterien, Allergenen
vermehrte Degranulation der Mastzellen Folge: Asthma bronchiale, Neurodermitis, Kolitissyndrom
keine Bremse für IgE-Histaminschiene und IgG-Reaktionen

Abb. 6 Ursachen bei fehlendem IgA

Im Blut hat das IgA nicht minder wichtige Aufgaben. Es bindet die antigenen Stoffe ab und bildet sogenannte Immunkomplexe. Da jede Entzündung auf dem Prinzip der Allergie beruht, werden solche Immunkomplexe vermehrt bei entzündlichen Krankheiten vorgefunden (z. B. Angina, Mittelohrentzündung, Rheuma). Über die Rheumafaktoren erfährt man, welche grosse Mengen IgA zur Abbindung von antigenen Produkten benötigt werden. Kinder mit Infektanfälligkeit weisen einen verminderten IgA-Spiegel auf (daher meist niedere Rheumafaktoren). Das gleiche Bild zeigt sich bei Rheumatikern. Wegen ihrer Darmkrankheit bleibt die IgA-Produktion aus, und es können keine Abwehrkräfte gebildet werden.

Besonders wichtig erscheint das IgA bei jenen Krankheiten, die von der Degranulation der Mastzellen abhängen. Es handelt sich um Asthma, Kolitis, Dickdarmentzündung und Neurodermitis. Die Mastzellen sind Abwehrzellen, die eine Granula enthalten. Diese besteht aus den Botenstoffen der Allergie und begünstigt allergische Schübe.

Die Mastzelle schüttet ihre Granula aus. Interessant ist dabei, dass die Mastzelle auch psychogen gereizt werden kann, denn sie ist mit dem parasympathischen Teil des vegetativen Nervensystems verbunden. Mittlerweile weiss man, dass bei einem genügend hohen IgA-Spiegel diese Degranulation vermieden werden kann, was bedeutet, dass das IgA ein Antiallergikum ist.

Das IgA ist ein Antiallergikum.

Peyer'sche Plaques

Die Peyer'schen Plaques liegen auf dem Zottenboden, in den sogenannten Krypten, und sind bereits bei einem sechsmonatigen Embryo vollständig ausgebildet. Sie sind für die körperliche Abwehr sehr wichtig. In ihnen werden die T-Lymphozyten und die B-Lymphozyten gebildet. Beide Zellarten bestimmen das Abwehrverhalten. Die allergischen Reaktionen werden von den T-Helperzellen unterstützt. Um allzu grossen überschiessenden Reaktionen vorzubeugen, gibt es die T-Suppressorzellen. Die Peyer'schen Plaques produzieren die B-Lymphozyten (Kurzbezeichnung: B-Zellen). Dies ist eine eminent wichtige Abwehrzellart. Sie verlassen nach Präsentation des Antigens durch die T-Helperzellen den Bauchraum und wandern in den übrigen Körper zwecks Reifung ab. Zwei Tage später kehren sie als Plasmazellen zurück. Mit dieser Zellart baut der Körper sein Immungedächtnis auf und bildet eine lebenslang wirkende Abwehrfront. Selbst Jahre später kann ein vom Körper aufgenommenes Antigen von dieser Abwehrformation bekämpft werden. Beim Kontakt mit dem entsprechenden Antigen zerfällt die geklonte Plasmazelle, und mehrere Millionen von geklonten Zellen stürzen sich auf die antigene Substanz. Dabei bleibt eine Zelle übrig und führt den Kampf gegen neue Eindringlinge weiter. Das Immungedächtnis wird teilweise in den ersten Lebenstagen und teilweise in den ersten neun Lebensmonaten aufgebaut.

Dieser Prozess kann anhand der Kuhmilch verdeutlicht werden: Wenn das Neugeborene das Kuhmilchantigen als sein Antigen erkannt hat, wird das Kuhmilchantigen tief in das Immungedächtnis eindringen und ein Leben lang eine Rolle spielen. Die geklonten Zellen werden jedes Mal von neuem eine Abwehrschlacht inszenieren. Dies geht ohne Schmerzen vor sich und ist für die meisten Patienten nur an den Vikariationssymptomen (siehe Kapitel «Vikariation: Der Weg des Toxins durch den Körper») erkennbar. Die Sekundärreaktionen rühren von der Beschädigung der Darmschleimhaut und des Bakterienrasens. Dies verursacht Bauchschmerzen, -koliken oder Blähungen. Die Behauptung, Durchfall oder Verstopfung müsse eintreten, erweist sich als falsch. Solche Funktionsstörungen können zwar auftreten, aber sie müssen nicht.

Bei der Entstehung von Allergien ist auch der Bakterienrasen beteiligt (siehe Kapitel Bakterienrasen auf Seite 48). Hier wird offensichtlich, weshalb das gestörte Milieu des Verdauungstraktes als Ursprung der Allergien bezeichnet wird, nämlich im Zusammenspiel von Bakterienrasen, Darmschleimhaut und Immungedächtnis. Wenn das IgA in der Muttermilch die Eigenproduktion des Säuglings nicht decken kann, ist von einer atrophischen Säuglings-Darmschleimhaut zu sprechen. Die Folge ist eine Zunahme der Bakterien. Somit ist die Allergie ein multifaktorielles, überschiessendes Geschehen. Es kann nur dort stattfinden, wo eine entsprechende Grundlage vorhanden ist bzw. alle Bedingungen für eine Überempfindlichkeitsreaktion erfüllt sind. So gibt es keine Allergie des Zahnschmelzes oder der Haare. Der Darmtrakt hingegen baut bereits im dritten Schwangerschaftsmonat lymphatische Einrichtungen auf, die als Träger allergischer Reaktionen fungieren.

Allergie kommt aus dem Griechischen und heisst «überschiessende Reaktion». Eine überschiessende Reaktion ist eine abartige, energiegeladene Reaktion auf einen bestehenden Zustand und funktioniert ähnlich wie ein Vulkanausbruch. Die Allergie dient immer der Abwehr eines Stoffwechselproduktes, eindringender Bakerien und Viren oder deren Hüllengifte. Voraussetzung ist, dass der Körper diese Eindringlinge nicht selbständig abbauen kann. Erst dann werden die verschiedenen und zum Teil überlappenden Abwehreinrichtungen gegen den Eindringling aktiv.

Funktionsstörungen sind keine Allergien

Nicht alles, was gemeinhin als Allergie gilt, ist auch wirklich eine Allergie. Deshalb ist nicht immer eine Allergiebehandlung nötig. Gemeint sind jene Funktionsstörungen, die ein Defizit der an der Reaktion beteiligten Stoffen aufweisen. Meist fehlen Enzyme oder Co-Fermente. Die Regulation, das heisst das Erkennen und Anpassen an sich ändernde Umweltbedingungen, ist im Krankheitsfall sehr schwierig. Insbesondere wenn die Darmschleimhautatrophie das zentrale Problem darstellt. Werden Mineralstoffe aus dem zellulären Bereich in das Interstitium verschoben, treten Krankheiten auf, die mit nervalen Beschwerden einhergehen. Bei einer minimalen Dysbakterie geht bereits im Darmraum Zink verloren. Statt der Resorption von Zink diffundieren Schwermetalle wie Aluminium, Blei oder Kadmium. Für die Darmschleimhaut stellt die Diffusion keine Mehrarbeit dar, wohl aber die Resorption. Es kommt zu Abbaustörungen, weil auch die Bauchspeicheldrüse Mineralien benötigt. Meist ist auch der Chromanteil zu gering. Solche Störungen sind die Laktoseintoleranz und die Phosphatallergie. Beide Krankheiten weisen fälschlicherweise auf ein allergisches Geschehen hin und enthalten in ihrem Namen die Beschwerden des Zustandsbildes.

Laktoseintoleranz

Die Bezeichnung ist missverständlich, weil es sich nicht um eine Allergie gegen den Doppelzucker Laktose handelt. Vielmehr besteht die Abbaustörung in einem Minus durch die mangelnde Bildung des spaltenden Fermentes Laktose. Dieser Doppelzucker besteht aus den Molekülen D-Galaktose und D-Glukose. Wird das spaltende Ferment nicht im Bürstensaum der Dünndarmzellen und in der Bauchspeicheldrüse gebildet, kann der Doppelzucker nicht gespalten werden, was zur Folge hat, dass die Laktose durch die Darmbakterien zu Milchsäure umgewandelt wird. Die funktionelle Störung bei der Laktoseintoleranz verschwindet mit zirka neun bis zwölf Monaten.

Dies ist ein weiteres Indiz dafür, dass die Darmschleimhaut und die Bauchspeicheldrüse in den ersten zwölf Monaten nachreifen und deshalb Muttermilch brauchen. Auch ist sie eine Begleiterscheinung der Dünndarmschleimhautatrophie.

Phosphatallergie (Hyperkinetisches Kind)

Die Phosphatallergie ist ein psychisch-organisches Syndrom (POS). Verursacht wird es durch Phosphat, das in industriell hergestellten Nahrungsmitteln steckt. Die betroffenen Kinder nennt man «hyperkinetische Kinder». Die Phosphate in Büchsennahrung, Instantprodukten oder Wurstwaren sind Bestandteile der Cerebrolyside, greifen in den Hirn- und Nervenstoffwechsel ein und kommen deshalb auch in allen Eiern und Samen vor. Ein Übermass an Phosphaten verursacht Verhaltensstörungen, die zu Schulversagen und Jugendkriminalität führen können. Nimmt man die Phosphatide aus dem Speiseplan, normalisiert sich das Verhalten der Kinder in der Regel.

Beschwerden von hyperkinetischen Kindern
Die Verhaltensstörung beginnt früh, nämlich bereits im Kleinkindalter, mit folgenden Symptomen:
Selbst bei kleinen Aufgaben mangelt es an Ausdauer, gleichzeitig ist das Kind hyperaktiv
Verhaltensstörungen treten auf
Fehlendes Sozialverhalten
Lernstörungen (aber keine Intelligenzstörungen)
Infolge mangelnder Konzentration hört es nicht auf Ermahnungen oder Erklärungen (Strafen nützen nichts, das Kind empfindet diese als ungerecht)

Abb. 7 Beschwerden eines hyperkinetischen Kindes

Bei der Phosphatallergie versucht man, die Darmschleimhaut wieder aufzurichten, und verordnet neben den erwähnten Speisen die Diät nach WERTHMANN sowie isopathische Medikamente. Wichtig ist die

Kompensation des fehlenden Zinks (Zinkorotat, Zinkokehl), Magnesiums und Vitamins E (Mapurit). Vielerorts werden die Schüsslersalze Magnesium phosphoricum D6 oder D12 mit gutem Erfolg verwendet.

Therapie bei hyperkinetischen Kindern (Diät nach WERTHMANN)
vollumfänglicher Verzicht auf:
Büchsennahrung
Instantprodukte
Eier
Samen und Kerne von Obst und Getreide
Wurstwaren
Rote Beete, Kirschen, Ketchup, Tomaten
Hirn
Medikamente:
Magnesium Manganum Phosphoricum Injeel (Heel)® Trinkampullen: 2 × 1 wöchentlich
Fortakehl® D^5 Tropfen: 2 × 10 Tr. täglich während 3 Wochen
Selenokehl® $D3^5$ Tropfen: 2 × 3 Tr. täglich

Abb. 8 Therapie für hyperkinetische Kinder

Die Immunitätsprobleme sind altersabhängig

Beim Aufbau der Abwehr sind die ersten Lebensjahre besonders wichtig, denn diese prägen das Immungedächtnis fürs ganze Leben. Später stossen weitere Systeme hinzu, die die vom Probanden immer wieder verdrängten oder unterdrückten Probleme über den Körper ins Bewusstsein bringen wollen. Bemerkenswert ist, dass die seelischen oder psychischen Abläufe die gleichen allergischen Reaktionen hervorrufen, wie die körperlichen und auch nach den gleichen festgelegten Regeln verlaufen. Sie werden zu einem grossen Teil in den ersten zehn Jahren angelegt und benötigen bis zum Auftreten einer manifesten Störung höchstens 10 bis 15 Jahre.

Um die Allergien im fötalen Alter zu erforschen, hat man den Immunparameter für die Würmer (IgE oder Immunglobulin E) im Nabelschnurblut des Neugeborenen gemessen. Alle Befunderhebungen verliefen negativ, da man eben über das IgE keine Darmallergie nachweisen konnte. Wahrscheinlich müsste die Allergiebereitschaft über die Höhe des IgA-Titers (Immunglobulin A) im Blut der Nabelschnur eruiert werden. Das IgA ist das direkte Produkt der Darmschleimhaut. Sie ist bei Allergien deutlich atrophisch und produziert dementsprechend wenig bis gar kein IgA. Daran ist erkenntlich, dass die herkömmlichen Vorstellungen einer Allergieabhängigkeit des IgE über Bord geworfen werden müssen.

Das Stillen

Die Zeit nach der Geburt signalisiert eine grosse Empfindlichkeit der Immunsysteme gegenüber neuen Nahrungsmitteln wie Kuhmilch, Hühnereier, Weizen und Gluten. Für das Kleinkind ist alles neu. Werden solche Nahrungsmittel im Übermass konsumiert, ist dies für den noch jungen Körper bedrohlich. Säuglinge und Kleinkinder trinken täglich bis zu einem Liter Kuhmilch – deutlich zu viel für eine unreife Darmschleimhaut. Kommt hinzu, dass sie nicht über genügend IgA zur Markierung von Fremdprotein verfügt. Die Folge: Das Eiweiss kann durch die Darmschleimhaut diffundieren. Am prägendsten sind die ersten neun Lebensmonate. In dieser Zeit sind die Absorptionseinrichtungen des Darmes ausschliesslich für die Verdauung der Muttermilch, die aus artgleichem Eiweiss besteht, eingerichtet. Die die Immunität tragenden Elemente erkennen sie als ihresgleichen und erzeugen daher keine überschiessenden Reaktionen. Im Dünndarm «herrscht» die Säuerungsflora (Bifidus und Laktobazillen). Wegen ihrer Säureentwicklung lässt sie die Bakterienflora des Dickdarmes nicht in den oberen Dünndarm einwachsen. Ein weiterer Grund, weshalb Säuglinge während längerer Zeit gestillt werden sollten, ist das Vorhandensein des Bichat'schen Fettpfropfes in der kindlichen Wangenmuskulatur. Er sorgt für einen guten Hautkontakt mit der Mutterbrust und verschwindet erst nach neun Monaten. Solange die Säuerungsflora im Dünndarm besteht, werden die mütterlichen Proteine und die Kohlenhydrate ohne Gasbildung abgebaut. Sobald Kuhmilch gegeben wird, wachsen Keime aus der Erwachsenenflora, was zu einer Gärung der Kohlenhydratanteile führt. Die Folge ist vermehrter Gasabgang und ein unruhiges Kind. Der damit einhergehende Zinkmangel führt zu Veränderungen im Bakterienrasen.

Einige Mediziner sprechen sich gegen längeres Stillen aus, weil sie der Auffassung sind, Muttermilch sei zu einseitig. Doch dies stimmt nicht. In der Muttermilch sind alle notwendigen Nahrungsmittelelemente enthalten. Dies weiss man, weil der Genuss von Zitrusfrüchten während der Stillzeit beim Kind Durchfall und Gasbildung hervorruft. Im Weiteren hat man in einer – nach Meinung des Autors allerdings nicht repräsentativen – Studie nachgewiesen, dass längeres Stillen die Mutter von ihren Schwermetallablagerungen freipumpt. In solchen Fällen gilt es jedoch, Prioritäten zu setzen und entsprechende Abklärungen zu treffen. Denn nicht jede Mutter weist in ihrem Bindegewebe Schwermetallablagerungen auf.

→ Achtung: Wenn einem Säugling erst nach den ersten neun Lebensmonaten erstmals Kuhmilch gegeben wird, kann sich zwar eine atopische (allergische) Veranlagung bemerkbar machen, aber sie wird viel später und sicher milder in Erscheinung treten. Ausserdem ist zu bezweifeln, ob dann noch allergische Fernstörungen auftreten. Kuhmilch ist vor allem in den ersten neun Monaten problematisch. Da diese Milch nach wie vor am billigsten ist und die Industrie zur Herstellung von Kindermilch ausschliesslich Kuhmilch verarbeitet, wird in über 95 Prozent aller Fälle das Fremdeiweiss Lactalbumin am prägendsten sein.

Juvenile Diabetes

Für längeres Stillen sprechen im Zusammenhang mit der juvenilen Diabetes die Forschungsergebnisse des Finnen KENELAINEN. Er fand heraus, dass ein bestimmter Teil des Molkeneiweisses der Kuhmilch einem Eiweissbestandteil der Bauchspeicheldrüse gleicht. Die Bauchspeicheldrüse produziert das Insulin. Da die Eiweisspartikel der Molke problemlos durch die Darmwand des Säuglings wandern (Persorption), muss sie der Körper als fremd erkennen und unschädlich machen.Wegen der Ähnlichkeit der beiden Eiweisse greifen sie auch die Bauchspeicheldrüse an und zerstören die insulinproduzierenden Zellen.

Je mehr und vor allem je früher der Säugling (Kuhmilch-)Molkeneiweiss aufnimmt, desto früher kann Diabetes ausbrechen. Ist die Abwehr einmal programmiert, kann jedes kleinste Molkeneiweissteilchen einen neuen Schub auslösen. Die adaptierte Babynahrung enthält doppelt so viel Molkeneiweiss wie die gewöhnliche Milch, da ihr lediglich Molkenpulver beigemischt wird.

Der technologische Fortschritt macht es möglich, dass einzelne Molkenteile beinahe in allen Lebensmitteln vorkommen. Nach PALMER ist Molke heute unverzichtbarer Bestandteil zahlreicher Fertigprodukte. Über moderne Membran-Trennverfahren lässt sich das Molkeneiweiss aus der Milch herausfiltern, in seine Bestandteile zerlegen und einzelne Komponenten hochdosiert unseren Lebensmitteln beigeben. Man nimmt die Molke sogar als «funktionale Additive», um der lästigen E-Nummern-Auszeichnung zu entgehen. Ähnliche Ergebnisse konnte eine Studie der Eppendorfklinik in Hamburg und Robbius aufzeigen: Der totale Verzicht von Kuhmilch eines jugendlichen Diabetikers liess die Progredienz der Diabetes verlangsamen.

Stillprobleme

Es gibt immer wieder voll gestillte Kinder, die trotzdem an allergischen Erscheinungen leiden. Wie bereits erwähnt, besteht die Muttermilch aus allen von der Mutter konsumierten Speiseteilen. So, wie die Mutter nach der Geburt auf Zitronen und Orangen verzichtet, sind deshalb alle Kuhmilch- und Hühnereierprodukte wie Käse, Joghurt, Butter, Schlagrahm, Löffelbiskuits, Pfannkuchen oder Spätzli usw.

von einer stillenden Mutter eines atopischen Kindes zu meiden. Es stellt sich die Frage, ob diese Allergene allenfalls bereits in der Schwangerschaft für die postnatalen Erscheinungen relevant sind. Der medizinische Rat lautet: Die stillende Mutter sollte die erwähnten Produkte meiden. Meist bessern sich dann auch ihre allergischen Probleme. Natürlich gelten dieselben strikten Anforderungen für die Mutter wie bei Allergikern (siehe Kapitel «Die Diät nach WERTHMANN»).

Häufig kommen Eltern in die Ordination, die über die Verstopfung ihres gestillten Kleinkindes klagen. Es kann vorkommen, dass ein Kind bei jedem Anlegen an die Mutterbrust eine kleine Portion Stuhl absetzt. Genauso gut kann es vorkommen, dass es die Muttermilch so gut verdaut, dass eine Pseudoverstopfung entsteht. Dies ist nichts Aussergewöhnliches. Bei voll gestillten Kindern kann eine solche Verstopfung bis zu sieben Tage dauern, weshalb man sich erst nach einer Woche Sorgen zu machen braucht.

Die Ziegenmilch

Bei allen anderen Milchen (Schaf-, Ziegen- oder pflanzliche Sojamilch) besteht eine wesentlich geringere Allergisierung, weil sie noch nicht so stark in der erbgenetischen Struktur eingebaut sind. Diese nach wie vor selten eingesetzten Milchen können selbstverständlich speziell werden. Die Ziegenmilch ist der Muttermilch bezüglich ihrer Zusammensetzung sehr ähnlich. Sie muss vor der Konsumation in jedem Fall während einer Minute auf 60 Grad erhitzt werden, um eventuelle Listeriosenerreger abzutöten. Bei Säuglingen soll die Ziegenmilch anfangs mit einem Drittel Wasser gemischt werden. Dabei darf bzw. soll Griess- oder Reisschleim eingekocht werden. Übrigens: Wenn die Milch von mehreren Ziegen stammt, verändert sich das Blutbild beim Kind weniger, als wenn die Milch von einer einzigen Ziege stammt.[1]

[1] *WERTHMANN K.: Schaf- und Ziegenmilch, Hilfsmittel im Heilungsprozess, ebi-electronic Verlag, Postfach, 3038 Kirchlindach (Schweiz).*

Die Sojamilch

Die Sojamilch und ihre Produkte sind vom Speisezettel der Allergiker nicht mehr wegzudenken. Sie ist erst seit 50 Jahren bekannt und hat in Mitteleuropa gar erst vor 30 Jahren Fuss gefasst. Als Kindernahrung kennt man Sojamilch sogar erst seit einem Jahrzehnt. Dies hat Konsequenzen auf die Entwicklung der Antigenität: An sich zeigt die Sojamilch eine hohe Antigenität, die aber wegen des minimalen erbgenetischen Einbaus noch keine Relevanz aufweist. Die Kinder, die heute bereits Sojamilchallergien aufweisen, entwickeln entweder eine Kreuzallergie oder sie erzeugen entsprechende Symptome infolge des zu hohen Fett- und Eiweissgehaltes. Solange die adaptierte Sojakindermilch für die Ernährung der Säuglinge und Kleinkinder verwendet wird, sind solche überschiessenden Reaktionen nicht zu erwarten. Adaption heisst in jedem Fall eine Anpassung der jeweiligen Kindermilch auf die prozentuale Zusammensetzung der Muttermilch bezüglich Eiweiss, Fette und Kohlenhydrate. Viele Mütter verdünnen die Sojamilch nach eigenem Ermessen oder – weil die Sojamilch als pflanzliches Produkt eingestuft wird – verabreichen sie unverdünnt. Doch dies ist problematisch. Sojamilch ist für den Kinderdarm zu schwer und wird schlecht verdaut. Die Folge: Die Bauchspeicheldrüse produziert nicht genügend Fermente, und die Fettanteile lösen über die nicht konjugierten Gallensäuren Durchfall aus. Wegen der Gasbildung werden die Kleinen unruhig. Die entstehenden Fehlprodukte müssen entsorgt werden, was oftmals über die Haut erfolgt, indem sich eine Exantheme oder Dermatitis bildet, die der Neurodermitis gleicht.

Bei besonders atopischen Kindern können die adaptierten kuhmilchfreien Kindermilchen bestehende Hautallergien verstärken. Im Grossen und Ganzen sind die Sojamilchprodukte im Falle einer Kuhmilchallergie ein wertvoller Ersatz. Es gibt denn auch bereits aus Soja gefertigten Schlagrahm, Sauerrahm und Sojapudding in verschiedenen Geschmacksrichtungen. Dank der grösseren Verbreitung sind diese Produkte auch viel billiger geworden.

Die Sojamilch darf nicht bis zum Siedepunkt erhitzt werden, sonst verändert sich ihr Geschmack.

Wichtig bei der Zubereitung: Die Sojamilch darf nicht bis zum Siedepunkt erhitzt werden. Dies verändert ihren Geschmack, was der Grund dafür ist, weshalb viele Leute Sojamilch ablehnen. Wenn eine Flasche zubereitet wird, hitzt man zuerst die für die Flasche nötige Wassermenge auf, fügt eventuell etwas Reisschleim zur Eindickung und für den höheren Kalorienbedarf hinzu und lässt die Masse leicht abkühlen. Erst dann wird das Sojapulver beigefügt.

Milchart (pro 100 g essbare Substanz)	pH/ Wasser	Eiweiss	Fette Total	Kohlen-hydrate	Kalzium	Phosphor
Kuhmilch	pH 6,60 88,5 g	3,2 g	3,7 g	4,6 g	133 mg	88 mg
Muttermilch	pH 6,97 87,7 g	1,03 g	4,4 g	6,9 g	33 mg	14 mg
Schafmilch	pH 6,54 81,6 g	5,06 g	7,5 g	4,4 g	190 mg	150 mg
Ziegenmilch	pH 7,0 86,6 g	3,06 g	4,2 g	4,8 g	129 mg	103 mg (ähnlich wie bei der Kuhmilch)
Stutenmilch	pH 7,2 91,1 g	2,1 g	1,25 g	6,3 g	100 mg	60 mg

Abb. 9 Bestandteile der einzelnen Milchen

Die Sojamilch wird industriell hergestellt und medizinisch unter Sondermilchen geführt. Die Baby-Sondermilchen sind natürlich in ihren drei wichtigen Bestandteilen Fett, Zucker und Eiweiss der Muttermilch angeglichen oder adaptiert. Selbstverständlich sind sie mit wertvollen Vitaminen und anderen Zusätzen zubereitet. Entsprechende Präparate sind u. a. Milupa SOM (Sondermilch ohne Milch), Humana SL (sans lac) oder Galactina Mammina.

Heilnahrung- und hypoallergene Milch

Es gibt sogenannte Heilnahrungen und hypoallergene (HA) Milchen für Babys.

Heilnahrungen sind – wie dies der Name impliziert – zum Heilen. Sie enthalten in reduziertem Masse das Kuhmilcheiweiss und sind auf der Reisschleimbasis aufgebaut. Zur Überbrückung bei Erbrechen und Durchfall werden sie nach der Teepause mit Salz und Zucker verordnet. Heilnahrungen sollen nicht über längere Zeit hinweg eingenommen werden.

Die hypoallergene Babykost wird bei Durchfallserkrankungen oder Verdacht auf Darmallergien verordnet und beruht auf dem speziellen Effekt der Zertrümmerung der Eiweisspartikel. Seit man weiss, dass die Grösse des Eiweisspartikels bei der Entstehung der Darmallergien eine Rolle spielen kann, benützt man sie, um Empfindlichkeitsreaktionen zu umgehen. Meist wird das Eiweiss unter die Grösse von 1000 Dalton (Grössenangabe bezeichnet nach dem Chemiker Dalton) zerkleinert. Man verfüttert diese hypoallergene Nahrung dem Neugeborenen in der Zeit des Milcheinschiessens nach der Entbindung. Dies ist sicher eine gute vorbeugende Massnahme, dennoch erkennen empfindliche Säuglinge diese Milch als Allergen, was allerdings erst nach Wochen sichtbar wird. In solchen Fällen ist Ersatznahrung wie Soja-, Mandel- oder Reismilch zu geben.

Industrielle Kindermilch

Frauen, die nicht stillen können, brauchen nicht zu verzweifeln. Wie bereits erwähnt, ist die Industrie heute in der Lage, den allergischen Aspekt zu beachten und entsprechende Babymilchen aus Sojabohnen anzubieten. Zudem wird heute bereits Trockenmilch von Ziegen und Schafen hergestellt.

Die herkömmlichen Babymilchen haben den Fehler, dass sie aus *Kuhmilch* bestehen. Bei entsprechender Empfindlichkeit oder erblicher Anlage kann dies zu Unverträglichkeiten führen. Einfach zu beantworten ist die oft gestellte Frage, weshalb der Mensch gerade eine Allergie gegen Kuhmilch entwickelt:
Seit über 10 000 Jahren domestiziert der Mensch bestimmte Tiere. Sie halfen ihm bei der Verrichtung der Arbeit auf dem Feld und gaben ihm Nahrung. Die Kuh ist das Haustier mit dem grössten Euter, lässt sich einfach melken und versorgt selbst grosse Familien. In den letzten 1000 Jahren haben sich Überempfindlichkeiten des menschlichen Körpers gegen die Eiweisse der Kuhmilch im Erbgedächtnis festgesetzt, so dass man heute in der Homöopathie neben den alten, erst 500 Jahre alten Erbgiften (Luesinum, Gonococcinum, Tuberkulinum, Psorinum) auch das Eiweiss der Kuhmilch und jenes des Hühnereis aufführen muss. Diese Erbgifte sind in die genetische und konstitutionelle Struktur des Menschen eingebaut und wirken häufig, ohne dass man es merkt.

Mittlerweile sind zwei von drei Menschen empfindlich auf Kuhmilch- und Hühnerei-Eiweiss. In den letzten 20 Jahren haben sich die allergischen Erkankungen beinahe verdoppelt. Dies ist auf vermehrten Genuss von denaturierten Kuhmilchprodukten mit allen möglichen Zusätzen zurückzuführen. Heute sind Kuhmilchprodukte kaum noch zu meiden. Selbst in Würsten ist Kuhmilcheiweiss zu finden.

Der Einfluss des Unbewussten

Die Allergie könnte man auch als eine Hysterie des Körpers bezeichnen. Sobald ihm schädliche Stoffe zugeführt werden, reagiert er. Es kann aber auch vorkommen, dass der Körper über Allergien seelische Probleme zu lösen versucht. Häufig plagen den Menschen tausend Ängste, die mittels Allergene artikuliert werden. So kommt der Proband mit einer Liste von manchmal mehr als 30 Antigenen, die er nicht mehr verträgt, in die Sprechstunde, was eigentlich unvorstellbar ist, denn der Körper kann gar nicht so viele Antigene entwickeln.

Meist ist es schwierig, die Allergene zu bestimmen, denn Darmallergene können nicht über Haut- oder Blutteste nachgewiesen werden, auch nicht mittels elektronischer Verfahren. Nur Belastungs- und Auslassteste geben konkrete Hinweise.

Beschwerden verursachen insbesondere jene Allergien, die entweder die totale Karenz ganzer Speisegruppen (z. B. Fleisch oder Kohlenhydrathaltiges) nach sich ziehen oder dem System nach unklar erscheinen wie z. B. Milch am Abend, Kaffee am Morgen usw. Manchmal bricht das allergische Geschehen wie ein Vulkan aus. Dies ist besonders bei jenen Menschen der Fall, die – körperlich betrachtet – kaum Grund für die Symptome bieten, aber dennoch stark reagieren. Zwar hatten sie früher schon allergische Beschwerden, aber viel milder oder nur in grossen Abständen. Meist treten diese Reaktionen nach einer langen Pause wieder auf. Für den Therapeuten ist es in der Regel sehr schwierig, dieses Zustandsbild zu erkennen. Spätestens beim dritten Besuch sollten die Zusammenhänge wenigstens erahnt werden. In der Zwischenzeit lernt der Patient, über die Diät die Umstellung in der Einstellung (DIAITA) zu seinem Körper anzunehmen. Zugleich baut die Zusammenarbeit mit dem Therapeuten sein Vertrauen auf. Wichtig ist, die Beschwerden ernst zu nehmen.

Das Zustandsbild kann bei jeder Alterstufe auftreten, selbst bei Säuglingen. Kleinkinder spiegeln die Ängste und Befürchtungen ihrer Eltern wider. Diese Allergieformen verlaufen in der Jugend spontaner als im Alter, Juckreiz, Atemnot, Schnupfen und Durchfall treten viel häufiger auf. Bei älteren Menschen dominieren die chronischen Krankheiten von Haut, Lunge oder anderen Organen. Die Allergie als energiebeladenes Leiden kann im Alter wegen der an Elastizität eingebüssten Grundsubstanz und der atrophischen Darmschleimhaut nicht mehr voll ausbrechen.

Die Mukosa-Atrophie – wenig beachtet, aber wichtig

Die Darmschleimhaut ist ein äusserst komplexes Organ, das sehr elastisch ist. Nur so ist es möglich, dass die Milliarden Darmkeime Platz finden und eine rasche und vollständige Verdauung gewährleistet ist. Die Darmschleimhaut dient auch der Abwehr von Krankheiten, denn die riesige Bakterienmengen stimulieren den Immunapparat.

Die Mukosa (Schleimhaut) erfüllt zwei wichtige Aufgaben bezüglich des Durchlassens von Speiseteilen und Mineralstoffen. Es sind dies die Resorption (heute oft Absorption genannt) und die Diffusion. Die Absorption ist eine aktive Leistung der Oberflächenzellen der Mukosa, die verschiedene Carriersysteme benötigt. Diese Systeme sind zum Teil so kompliziert, dass für ein Agens bis zu drei verschiedene Carrier nötig sind. So übernimmt der erste das Agens an der Zellaussenwand und bringt es bis an die Zellgrenze zum Innenraum, dort übernimmt es der Carrier zwei für die Fahrt durch das Zellinnere, um es letztlich dem Carrier drei an der Membraninnenwand für den Gang durch die Zellwand nach aussen zu übergeben. Dies betrifft vor allem die Spurenelemente Zink, Magnesium, Mangan und Chrom. Die Diffusion verläuft dem Gefälle nach: Ist im Darmraum eine höhere Konzentration eines Agens (Stoff, Element) als im Zellinneren der Schleimhaut, dann passiert das Agens die Zellwand und gelangt ins Zellinnere. Auf diese Weise gelangen alle tierischen Proteine problemlos ins Körperinnere. Je grösser die Differenz in der Stoffdichte, desto stärker und schneller erfolgt die Passierung. Den gleichen Weg gehen die Schwermetalle Aluminium, Kadmium, Kupfer und Blei, auch vice versa.

Eine gesunde Schleimhaut auf einem normal ausgebildeten Zottenapparat enthält den Lymphapparat mit den Peyer'schen Plaques. Sie sichern die Immunität vor Krankheitserregern. Eine atrophische Schleimhaut ist in jedem Fall mit einem atrophischen Zottenapparat verbunden und enthält verkümmerte Peyer'sche Plaques. Wenn diese keine Abwehrzellen mehr produzieren können, müssen andere Organe einspringen, z. B. die Mandeln und adenoiden Vegetationen. Diese werden grösser, schwellen an, behindern die Nasenatmung und machen krank. Krank sein heisst in einem solchen Fall, dass der Körper von Gift befreit wird. Manchmal schwellen die regionären Lymphknoten rund um den Blinddarm an, was zu Blinddarmschmerzen führt. Viele Ärzte empfehlen in einer solchen Situation eine Operation, doch dies ist falsch: Weder gehen die Schmerzen weg, noch ändert sich etwas bezüglich der Einnahme von Antigenen. Die regionären Lymphknoten müssen abschwellen. Leider wird die Mukosa nach wie vor zu wenig ernst genommen. Die Folge: Die Degranulation der Mastzellen zerstört weitere Schleimhautareale und liefert die Überträgerstoffe für Allergien, nämlich Histamin, Serotonin und Prostaglandine.

Dabei entstehen Geschwüre im Schleimhautbereich, in denen sich Allergene, Bakterien und ihre Gifte festsetzen. Sobald aber solche Toxine ins Körperinnere gelangen, können sie körperliche Reaktionen auslösen und einen «positiven» Blutbefund auf enterale Allergene liefern. Auf diese Stoffe reagieren auch die vegetativen Anteile mit einer erhöhten Spannung des Sympathikus und des Parasympathikus. Dies führt zu verschiedenen Beschwerden wie «chronic fatigue syndrom», Amalgambelastung oder Candidasyndrom. Der durchlässige Darm zeigt sich in der von REINSTEIN beschriebenen Autointoxikation (1968) oder dem modernen «leaky gut syndrom» (Abb. 10).

Bei Säuglingen und Kindern haben die Verhältnisse im Darmbereich einen grossen Einfluss auf Appetenz, Wachstum und Gewicht. Eine Mukosa-Atrophie bewirkt bei Kleinkindern negative Entwicklungen bezüglich Körpergewicht und Wachstum. Eine geschrumpfte Schleimhaut enthält weniger Carriersysteme und selektiert die Aufnahme von Mineralstoffen. Die Diffusion gelingt besser als die Absorption. Sie lässt aber auch zu, dass z. B. Eiweisse (Kuhmilch- und Hühnereierprodukte) nach ihrer Grobspaltung ungehindert durch

Eine Schleimhaut- und Zottenatrophie bewirkt:
Fehlende bzw. eingeschränkte IgA-Produktion
Weniger Schleimbildung
Fehlende Markierung von Antigenen und Mikroben
Atrophierte Peyer'sche Plaques
Eingeschränkte Bildung von T_3/T_4-Lymphozyten und B-Zellen
Reduziert arbeitendes Immungedächtnis
Einschränkung der Immunität fern gelegener Organe (Infektanfälligkeit)
Vermehrte Mastzelldegeneration im Darmbereich (verstärkte Entzündungsanfälligkeit)
Einschränkung der Makrophagentätigkeit, Immunität herabgesetzt
Profuse Diffusion von Proteinen-Säurelastigkeit, Übermass an Eiweissen, Matrixbelastung
Verlust an Zink, Mangan, Magnesium, Kalzium (Osteoporose)
Profuse Diffusion von Schwermetallen
Absorptionsschwierigkeiten (Wachstumsstörungen), Untergewichtigkeit, Durchfall, Verstopfung

Abb. 10 Auswirkungen bei Schleimhaut- und Zottenatrophien

die Mukosa gelangen und verschiedene Fehlreaktionen auslösen. Mangelndes Wachstum, Gewichtsabnahme und manchmal auch eine Retardierung im mentalen Bereich können auf eine Mukosa-Atrophie zurückzuführen sein.

Die sogenannten lymphatischen Kinder erkennt man an ihrem meist geöffneten Mund: Durch die allergischen Zerstörungen und die daraus entstandene Mukosa-Atrophie treten bei ihnen eine Vergrösserung der adenoiden Vegetationen (sogenannte Polypen), eventuell vergrösserte Tonsillen und eine massive Schleimbildung auf. Diese Kinder erkennt man auch an der typischen «Rotznase», die mal stärker, mal schwächer in Erscheinung tritt. Die Vergrösserung der lymphatischen Organe (adenoide Vegetationen, Tonsillen) zeigt sich vor allem an der Fehlstellung der Zähne und konsekutiv an der Halswirbelsäule. Stillen ist in solchen Fällen sehr sinnvoll. Denn weil die Brustwarze beim Stillen unter die Zunge gelegt und damit der Saugdruck durch besseres Ansaugen der Wangenmuskulatur (inklusive des Buccinator-Fettpropfes) erhöht wird, wird der Oberkiefer entsprechend geformt. Im Gegensatz zum Stillen kommt beim Flaschentrinken die Zunge unter den Schnuller und der Oberkiefer wird durch den Schnuller geformt (Spitzbogen, Hohlraum). Dies sowie das Vordrängen der Zungenmuskulatur durch die Mandelschwellungen verändern den Kieferbogen noch mehr.

Die Makrophagen stellen eine Gruppe von Abwehrzellen dar, die aus frühesten Zeiten der Evolution stammen und weitere archaische Systeme, wie z. B. das unbewusste Nervensystem gut «verstehen». Sie sind die Retter in der Not. Diese Makrophagen benötigen zweimal den Reiz der T-Lymphozyten, dann «fressen» sie ein Antigen oder ein Bakterium. Durch den ersten Reiz wird der krank machende Teil eingefangen, und erst mit dem zweiten Reiz verschlucken und verdauen sie. Die Tätigkeit der Makrophagen kann man messen. Das Neopterin ist das Messengerprodukt, das die Reizungen veranlasst. Die Makrophagen arbeiten derart subtil, dass man über das Ansteigen des Neopterinspiegels sehr rasch die Veränderung des Blutbildes und damit die Abstossung eines transplantierten Organes oder den Anfang eines Infektes erkennt. Der Neopterinspiegel weist die höchsten Werte im ersten Lebensjahr, in den ersten Kindergartenjahren und vor der Pubertät (12./13. Lebensjahr) auf.

Auch der Bakterienrasen ist betroffen

Bei einer Atrophie der Mukosa spielt eine Dysbakterie immer eine Rolle, besonders über die obligat anaerobe Flora. Diese reagiert aufgrund des Zinkmangels als erste. Ein wichtiger Hinweis liefert die Haarmineralanalyse, die gleichzeitige Erhöhung von Aluminium und die Verminderung von Chrom. Sobald das Zink im Darmraum und in der Bauchspeicheldrüse vermindert vorhanden ist, können die Diffusionselemente Kadmium, Kupfer und Blei ungehindert passieren.

Von einer Mukosa-Atrophie ist der Bakterienrasen zweifach betroffen: Erstens geht die Oberfläche für die Bakterienkulturen verloren und zweitens wird der intraluminäre pH-Wert saurer (Säure-Ionenkonzentration). Das saure Milieu verändert die Bakterienkulturen nochmals und begünstigt hochpathogene Bakterien. Dabei entwickeln die Erwachsenen Gasbäuche, die Kinder eher Durchfälle.

Die verkleinerte Oberfläche ändert die Anzahl der Kulturen sowie Qualität und Quantität der Bakterien. Sie werden schwach, weshalb der Darm anfällig auf Würmer und Keime wird. Dadurch wird das Immunsystem angegriffen. Die Folge sind Krankheiten an anderen Abwehrorganen (z. B. Mandeln).

Auflichtmikroskop 1:40

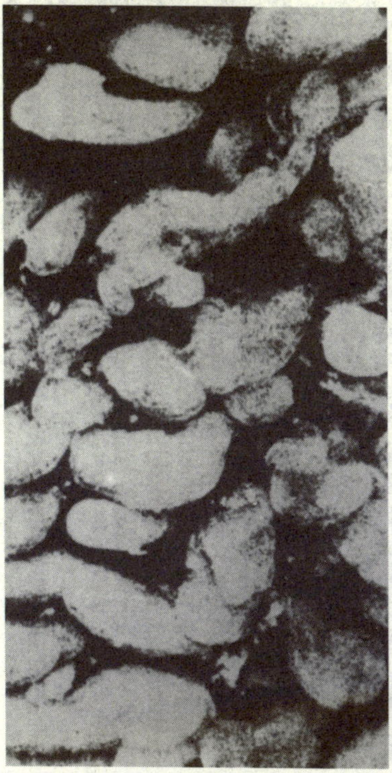

Abb. 11 Normale Zotten

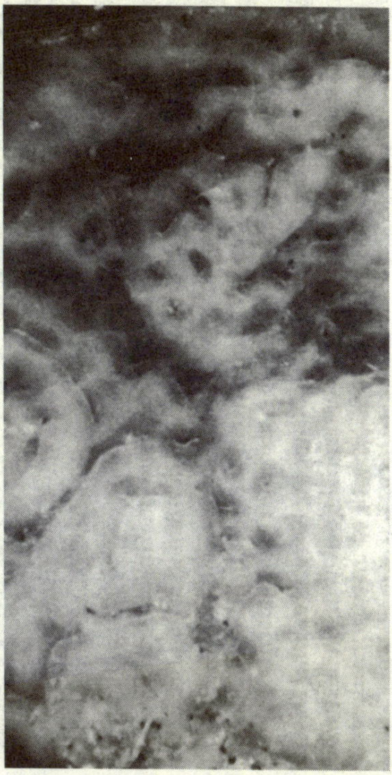

Abb. 12 Zottenatrophie

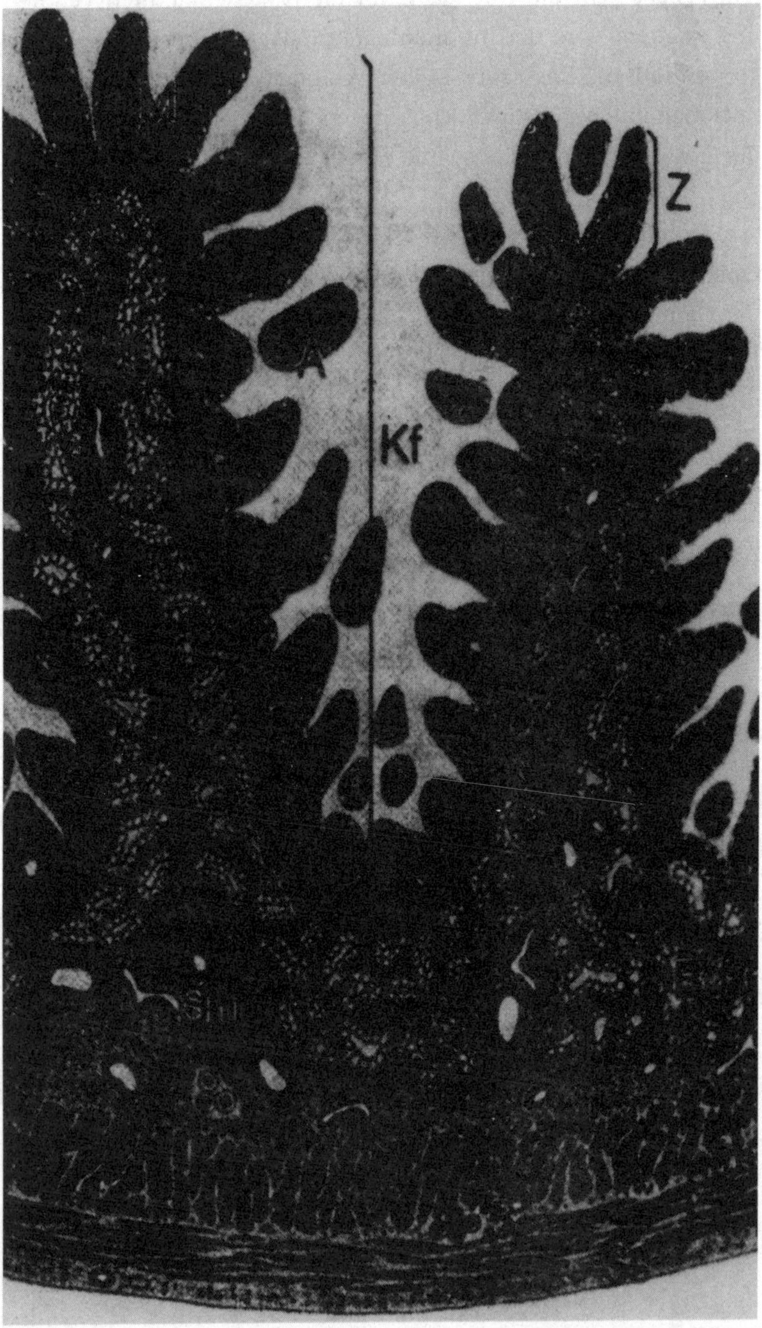

Abb. 13 Aufbau von Darmzotten

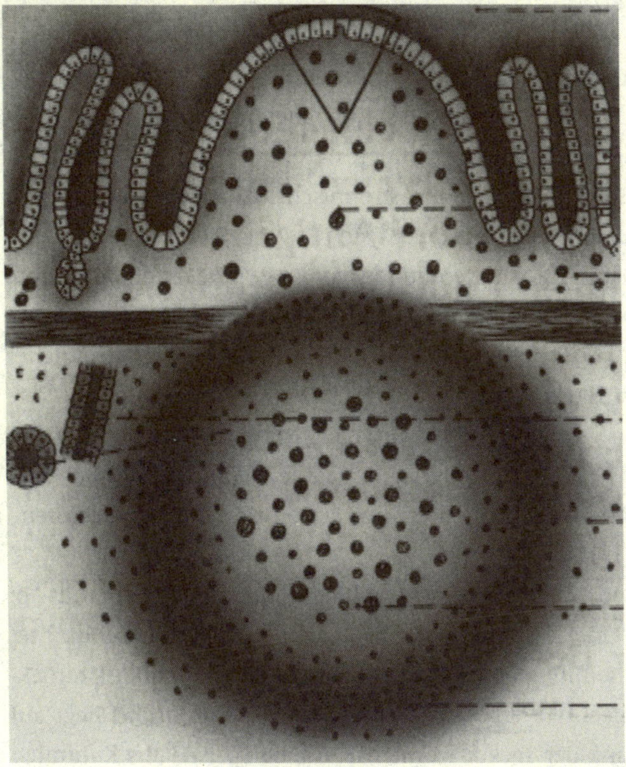

Abb. 14 Anatomie Peyer'sche Plaques

Die pathogenen Keime zerstückeln die Nahrungspartikel an anderen Teilungsstellen. Diese neuartigen Partikel sind dem Abwehrsystem weitgehend fremd, deshalb gelingen Selektion und Abwehr so schlecht. Eine Abnahme der Blutgerinnungsfähigkeit ist quasi vorprogrammiert. Das Vitamin K wird nur durch die ortsansässigen Kolikeime gebildet. Fehlen sie, können diffuse Blutungen unter der Haut oder beim Neugeborenen im Nabel entstehen. Als typisches Beispiel einer atrophischen Darmschleimhaut mit einer Fehlbesiedlung gelten die blauen Flecken entlang des Schienbeins bei Kindern. Diese werden durch die Brüchigkeit der Gefässe und den zeitweiligen Mangel an Vitamin K verursacht. Eltern glauben jeweils, ihr Kind hätte sich beim Spielen verletzt, was aber gar nicht der Fall ist. Im Gegensatz zu regulären Blutungen schmerzen solche Blutungen nicht. Als Therapie sind neben der Diät nach WERTHMANN Vitamin-K-Tropfen empfehlenswert.

Eine deutlich verkümmerte Schleimhaut macht die Bauchspeicheldrüse lahm. Die Vorstufen der Bauchspeicheldrüsensekrete werden in der Dünndarmschleimhaut gebildet, damit sich die Bauchspeicheldrüse nicht selbst verdaut. Eine atrophische Mukosa erzeugt aber zu wenig Vorstufen. Zusätzlich macht sich Zinkmangel bemerkbar. Deshalb werden die für die Verdauungsvorgänge notwendigen Sekrete der Bauchspeicheldrüse nicht gebildet. Sobald die Pankreassekrete fehlen, kann Verstopfung oder Durchfall auftreten. Oft ist ein solcher Durchfall auf die mangelnde Mizellenbildung zurückzuführen. Die fetten Speisen werden schlecht vertragen. Mitunter wird das von den Patienten als Zeichen der Allergie betrachtet. Während der Pubertät und auch später kann dies unter Umständen eine Diabetes auslösen.

Der Verlauf einer Mukosa-Atrophie ist ein stetes Auf und Ab: Wenn nach einer Enteritis eine Teekur eingelegt wird, beobachtet man eine Besserung, doch sobald der Patient zur Normalkost zurückkehrt, verschlechtert sich sein Zustand wieder. Der Grund liegt auf der Hand: Dank der Teekur werden sämtliche Speisen aus Kuhmilch und Hühnereier gemieden, so dass sich die Darmschleimhaut kurzfristig erholen kann. Eine erneute Belastung mit den Primärantigenen löst nicht nur erneut dieselben allergischen Reaktionen aus, sondern zeigt die Unfähigkeit der Bauchspeicheldrüse, Enzyme und Bicarbonat zu produzieren und damit die freien, nicht konjugierten Gallensäuren zu binden.

Die Zelluloseverdauung

Die atrophische Darmschleimhaut wird in ihrer Insuffizienz oftmals verkannt, vor allem bei der Verdauung von zellulosehaltigen Speisen. Das Problem tritt hauptsächlich bei der sogenannten Symbioselenkung auf und ist auf das Missverhältnis zwischen Wirt (Mensch) und Kommensalen (Bakterienrasen im Darm) zurückzuführen. Nur ein gutes Zusammenspiel garantiert Gesundheit. Sobald eine Dysbakterie auf einer atrophischen Schleimhaut eine Fernstörung verursacht, spricht man von einer Dysbiose.

Die Dysbiose wird von vielen Therapeuten mit der «Symbioselenkung» behandelt. Dies ist ein Fehler, geht es hier doch um eine Bakterienrestauration oder Symbioserückführung. Wenn ein Auto kein Lenkrad hat, kann man es nicht lenken. Ähnlich ist es mit der Symbioselenkung. Deshalb muss sie zuerst wieder hergestellt werden.

Obwohl in der Literatur (RIETH) zur Wiederherstellung der Symbiose Grünzeug empfohlen wird, muss dies als falsch bezeichnet werden. Frisches Obst und Gemüse enthält – genau wie Trockenobst – viel Zellulose. Der auf der defekten Schleimhaut haftende insuffiziente Bakterienrasen kann die Zellulose gar nicht spalten. Denn sie besteht aus zwei D-Glukosemolekülen und stellt ein Gerüstpolysaccharid dar. Die Zellulose kann primär nur durch den lokalen Bakterienrasen gespalten werden.

Der Zweifachzucker Zellulose (Zellobiose) kann ausschliesslich von Mikroben geteilt werden. Die Zellulose ist das Grundgerüst aller Pflanzen, auch von Salat und Obst. Ein Teil davon steckt in den Samen und Kernen; sogar beim Feingeschrotenen finden sich Zellulosereste. Gleiches gilt für alle Vollwert- und Vollkornspeisen, ebenso für Braun- oder Wildreis. Dies zu wissen, ist wichtig, denn Darm- und Gesundheitsschäden infolge mangelnder Zelluloseverdauung sind weit verbreitet.

Darm- und Gesundheitsschäden infolge mangelnder Zelluloseverdauung sind weit verbreitet.

Candidasymptome
Schleimhaut: Aphthen, chronische Sinusitis, Kolitis, Proctitis, rezidive Zystitis, Vaginitis, Gastritis/Ulcus
Vegetativum: starkes Schwitzen, Schlafstörungen, depressives Verhalten, Gemütsänderungen, Herzklopfen beim geringsten Anlass, Bauchkoliken
Neurologisch: chronische Müdigkeit, Konzentrationsstörung, Merkfähigkeitsverminderung, Bettnässen, Gelenkbeschwerden, Neuralgien

Abb. 15 Candidasymptome

Ein angegriffener Bakterienrasen ist bei der Zelluloseverdauung überfordert, und die Zellulose gärt. Im Darm bildet sich das geruchlose Methangas. Dieser Säuerungsvorgang fördert die Bildung hochpathogener Keime (Anfälligkeit gegen Grippeviren). Eine andauernde Vergärung kann verschiedene Folgen haben (z. B. Alkoholprobleme). Als Nebenprodukte entstehen die Gäralkohole Propanol, Butanol und Methanol, die die Leber belasten und dort abgebaut werden (PIRLET). Dies ist der Grund, weshalb bei manchen Patienten plötzlich die gleiche Menge Alkohol früher zu wirken beginnt. Grössere Mengen an Gärgas drängen den Darminhalt (Eiweiss) vom Dünndarm in den Dickdarm, wo er fault und sogenannte Faulgase auslöst. Verstärkter Windabgang wird meistens als selbstverständlich betrachtet – ist es aber nicht. Es entsteht ein Gas- oder Gaskotbauch, der selbst bei kleinen Kindern auftreten kann.

Viele Leute meinen, verstärkter Windabgang sei normal. Doch dies stimmt nicht.

So ganz nebenbei entstehen durch den hochsauren pH-Wert Pilzkulturen, besser bekannt unter Candidiasis. Die derzeit gängige, aber absurde Therapie bei Candidabefall ist eine verstärkte Verordnung von Zellulosekost. Dies fördert die Dysbakterie und damit den Pilzrasen. Die Symptome werden in solchen Fällen als Candidasymptome beschrieben. In Wirklichkeit gehören sie zu den Beschwerden der atrophierten Schleimhaut mit dem desolaten Bakterienrasen. Die neurologischen Beschwerden entstehen durch die Trümmer der Mikrobenhüllen, die in den Nervenscheiden abgelagert werden. Solche Mykotoxine können die verschiedensten Krankheiten auslösen (z. B. Multiple Sklerose). Aber selbst Bettnässen kann auf Mykotoxine zurückzuführen sein. Ausgelöst werden diese vegetativen Beschwerden durch die Autointoxikation (REINSTEIN) (siehe auch Kapitel zu Candidiasis auf Seite 196).

→ Die Dysbiosen-Therapie wird unter dem Kapitel über die Zellulose-Unverträglichkeit und dem Kapitel über die Schwermetallbelastung und Candidiasis näher beschrieben.

Therapie für die Symbiose-Wiederherstellung (Symbioselenkung)		
WERTHMANN-Diät	**Mikrobiologie-Isopathie**	**Immun-Biologie**
keine Kuhmilch- und Hühnereierprodukte	Albicansan® D5 Tropfen: 2 × 5 bis 10 Tr. während 3 Wochen	Sanukehl® Pseu D5 Tropfen: je nach Alter 1 × 1 bis 3 Tr. einreiben
keine Zellulose	*dann*	*und*
nur gekochtes Gemüse und gekochtes Obst	Fortakehl® D5 Tabletten: 2 × 1 Tbl. während 3 bis 4 Wochen	1 × 5 bis 10 Tr. oral
kein Vollkornbrot	*dann*	Peyer'sche-Plaques-Aufbau Rebas® D6 Kapseln: 1 × 1 Kps. oral
keine Kerne und Nüsse	Mucokehl® D5 Tabletten: 1 bis 2 Tbl. morgens	Latensin schwach, Kapseln: montags 1 × 1 Kps. auf nüchternen Magen
wenig Zucker	*und*	Utilin® schwach, Kapseln: freitags 1 × 1 Kps. auf nüchternen Magen
Lactulose bei Bedarf	Nigersan® D5 Tabletten: 1 bis 2 Tbl. abends	Mineralmedikamente
(siehe Kapitel «Therapie der chronischen Verstopfung» auf Seite 158)		
Einnahme: über mehrere Monate hinweg		

Abb. 16 Symbiose-Wiederherstellung

Der bekannte Arzt Franz Xaver MAYR hat sehr beeindruckend die Gas- und Gaskotbäuche gezeichnet (Abb. 17). Beinahe jeder Mensch passt in dieses Schema, selbst Säuglinge und Kleinkinder, deren Bauchniveau im Liegen höher liegt als das Brustkorbniveau. Eltern täuschen sich, wenn sie glauben, ihr Kind sei bloss wohlgenährt; Blähungen und Dehnungen schmerzen nämlich. Eltern solcher Kinder sind meist modernen Ernährungserkenntnissen gegenüber sehr aufgeschlossen und geben Vollkorngriess oder Müesli. Doch der Gaskotbauch belastet selbst die Wirbelsäule, und zwar aus zwei Gründen: Das Gewicht des Stuhles nimmt bei grösserer Entfernung von der Wirbelsäule zu, was zu einem Druck auf die noch jugendliche Bandscheibe und die Wirbelsegmente führt. Bandscheibenschäden, die zu

Haltungsschäden und konsekutiv zu Gehfehlern führen, sind die Folge. Fixierte Fehlhaltungen lassen sich teilweise durch eine entsprechende Auslassdiät kurieren.

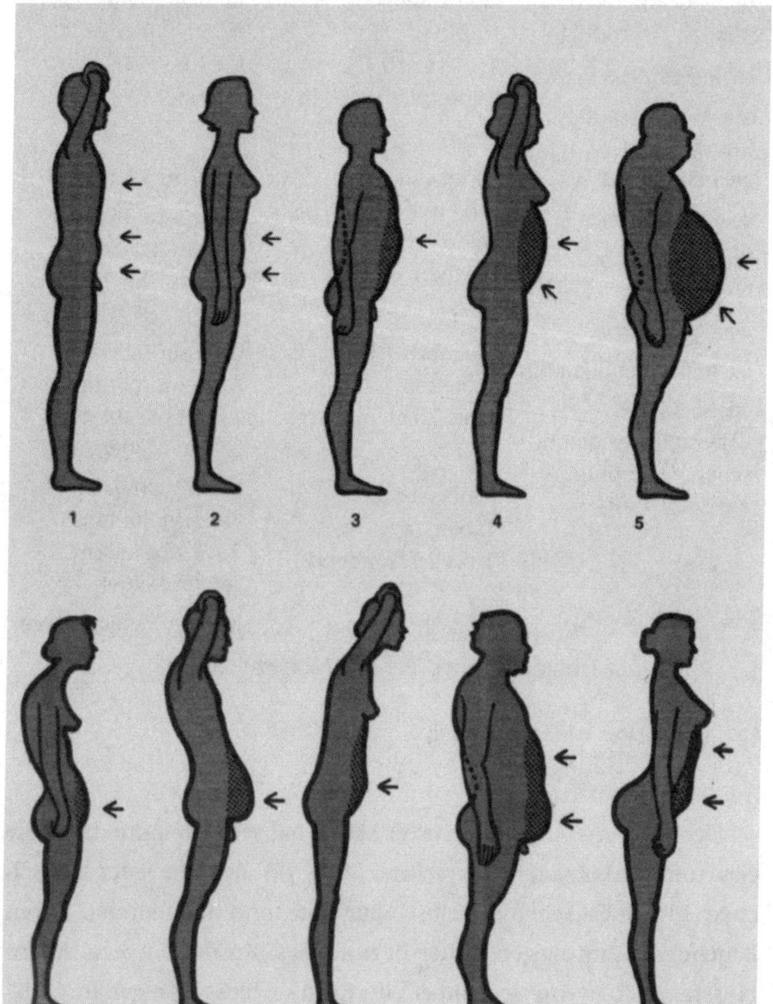

Abb. 17 Gasbauch und Gaskotbauch

Der Stuhlgang

Die Stuhlqualitäten

Der Stuhl ist das Produkt des Darmrohres. Seine Beurteilung ist wichtig, aber kein Ersatz für andere notwendige Untersuchungen. Parallel sollte eine ordentliche anamnestische Erhebung, eine Palpation des Abdomens und eine vielleicht notwendige Rektaluntersuchung vorgenommen werden. Trotzdem darf man die Beurteilung als eine sehr gute Momentdiagnose verstehen, denn sie lässt Schlüsse über die Stärke der Mukosa-Atrophie zu. Mitunter – besonders bei Kindern – sollte eine Stuhlkultur auf krank machende Keime angelegt werden. Die pathologischen Werte von Candidakeimen im Stuhl sollten immer auch quantitativ angegeben werden.

Der Therapeut sollte dem Stuhlgang besondere Aufmerksamkeit schenken.

Der Stuhl ist Ausdruck des Lebens und des «Umsatzes». Daher hat der Stuhlgang regelmässig zu erfolgen, und die Qualität muss verschiedenen Ansprüchen genügen. Die tägliche Stuhlabsetzung wurde schon sehr früh von Ärzten betont und ist für Eltern ein wichtiger Gradmesser. Allerdings hängt ihre Prioritätensetzung stark von den eigenen Erfahrungen ab. Erfolgt ihr Stuhlgang nur zwei- bis dreimal pro Woche, wird eine Verstopfung nicht so ernst genommen. Sind die Eltern entsprechend geprägt, drängen sie ihre Kinder zu übermässig häufigem Stuhlgang. Therapeuten sollten dies im Auge behalten.

Nicht alle verstehen dasselbe unter regelmässigem Stuhlgang. Dies verdeutlicht das folgende Beispiel: Vor einigen Jahren kam eine 19-jährige Patientin mit einer chronischen Krankheit in die Praxis. Ihr Stuhlverhalten sei «normal», sagte sie auf die entsprechende Frage. Nachdem sich die Krankheit nicht gebessert hatte, fragte ich sie nach zwei Wochen erneut nach dem Stuhlgang. Wieder hiess es, dieser sei «normal». Auf die Zusatzfrage, ob der Stuhlgang ein- oder zweimal am Tag erfolge, antwortete sie ganz verwundert: «Ich habe alle drei Wochen einmal Stuhlgang.» Dass sie dies als «normal» bezeichnete, war nicht weiter erstaunlich, setzten doch schon ihre Mutter, Grossmutter und Tante alle drei Wochen einmal Stuhl ab.

→ Die Stuhlbeschreibung sollte nicht nur mittels makroskopischen und mikroskopischen Bewertungen erfolgen, sondern durch weitere Daten wie Frequenz, Konsistenz und allfällige Beimengungen.

Die Stuhlfrequenz

Der Stuhlgang ist Ausdruck der Funktionsfähigkeit des grössten Organes des Menschen. Nahezu alle hier aufgeführten Störungen sind die Folge einer atrophischen Darmschleimhaut. Primärtherapeutisch wird man daher stets an die Behebung der Mukosa-Atrophie denken müssen. Die Darmpassage beträgt von der Aufnahme bis zur Entleerung gewöhnlich einen Tag. Normalerweise setzt ein Erwachsener einmal pro Tag bzw. zweimal innert 36 Stunden Stuhl ab. Das Gewicht des Stuhles sollte 150 bis 200 Gramm betragen und die Form der Kotsäule im Darm entsprechen. Bei mangelnder Darmfunktion können wir neben den Störungen in der Frequenz auch eine fehlerhafte Konsistenz des Stuhles vorfinden. Die verlangsamte Stuhlabsetzung (Obstipation) oder die beschleunigte (Enteritis) zeigen nur Funktionsstörungen auf, die Ursache kann in anderen Regionen liegen (z. B. in den Nasennebenhöhlen oder bei den Zähnen).

Die tägliche Frequenz der Defäkation hängt von verschiedenen Faktoren ab. Normalerweise stellt sich der Stuhldrang nach Auffüllen der Ampulle ein. Ein zu langes Aufschieben der Darmentleerung kann zu Stuhlverhaltensstörungen führen, die irrtümlich Obstipation bezeichnet werden. Bei Kindern ist ein solcher Stuhlgang meist mit Kotschmieren in der Unterwäsche verbunden. Diese Entleerungsstörung hat nichts mit Allergien oder Enteritis zu tun. Es ist eine Erkrankung, bei der gerade so viel Stuhl in die Hose abgeht, wie der Darm in den Enddarm nachschickt. Das Kind erlebt dabei bis zu zehnmal einen «Stuhlabgang». Am Anfang steht meistens eine knollige Verstopfung, die einen Dehnungsschmerz am Aftermuskel hervorruft und so zum unkontrollierten Stuhlverlust führt. Die Kinder wehren sich mit aller Macht gegen den Stuhlreiz. Man erkennt dies daran, dass die Kinder mit geschlossenen Beinen in einer Ecke stehen und die Lippen aufeinander pressen. Es handelt sich dabei sicher um eine psychische Störung und nicht um eine anatomische Besonderheit. Meist tritt es bei Knaben zwischen vier und zehn Jahren auf, bei psychischer Belastung durch Angst (z. B. Ablehnung des Kindergartens oder Schule, Verlust der Eltern bei Scheidung usw.).

Der Erwachsene leidet besonders dann unter Verstopfung (siehe Kapitel «Therapie der chronischen Verstopfung» auf Seite 158), wenn er eine sitzende Tätigkeit ausübt, bettlägerig oder inaktiv ist oder an Überlastung der Verdauungssysteme im Dickdarm leidet. Meist ist die Verstopfung von einem Gas- oder Gaskotbauch begleitet. Der Durchfall bei Erwachsenen wird in der Regel durch die Überforderung der Bauchspeicheldrüse (z. B. bei übermässigem oder hastigem Essen) verursacht, weil die Gallensäuren ungenügend gebunden werden. Auch «totgekochtes» Essen führt zu Funktionsstörungen.

«Totgekochtes» Essen führt zu Funktionsstörungen im Darm.

Viele ältere Menschen leiden wegen der erschlafften Darmmuskulatur an Verstopfung. Der Stuhl wird in solchen Fällen erst dann ausgeschieden, wenn das Gewicht den Stuhl im Darm vorwärts schiebt. Durch den Wasserentzug sind dies harte, zum Teil knollige oder grosse Stuhlmassen. Solchen Patienten ist ein stuhlauflockerndes Mittel mit Natriumzitrat zu verordnen, welches die Eigenschaft aufweist, Anionen in einer Suspension zu ersetzen, und somit gebundenes Wasser freisetzt. Dieser chemisch-physikalische Vorgang bewirkt ein Aufweichen des eingedickten Fäzes (Stuhl). Solche Mittel üben keine Reizung der Darmwand bzw. der Darmschleimhaut aus, denn sie werden nicht resorbiert, was zu einer Verhärtung des Darmrohres führt. In solchen Fällen hilft die Colon-Hydro-Therapie. Nötig sind Präparate mit Psylliumfasern, die mit ihrer Quellfähigkeit die Motilität des Darmes wieder herstellen. Im Gegensatz dazu sind die Chelatstühle (Seifenstühle) mit Laxanzien zu behandeln, die den Entleerungsreflex des Darmes durch Kontakt mit den Rezeptoren des Dickdarmes hervorrufen und dabei keine intestinale Resorption aufweisen. Verstopfungen durch Bettlägerigkeit bei Krankheit, Fieber und Stoffwechselkrankheiten sind mit Bittersalzen kurierbar.

Die verlangsamte Darmpassage verursacht Stoffwechselstörungen, was sich besonders auf die Schilddrüse auswirkt. Dabei ist immer wieder zu beobachten, dass bei Obstipierten im Alltag zunehmende Ängstlichkeit auftritt. Solche Reaktionen sind von der Schilddrüse abhängig, die durch Darmgifte irritiert wird. Wie von der Atrophie der Darmmukosa bekannt, erzeugen die aus dem Darmlumen resorbierten Toxine Wesensveränderungen wie Angst und Unruhe.

So wie funktionale Veränderungen im Verdauungsbereich psychische Veränderungen hervorrufen, können auch psychische Einflüsse eine Wirkung auf das Verdauungsorgan ausüben.

So wie funktionale Veränderungen im Verdauungsbereich psychische Veränderungen hervorrufen, können auch psychische Einflüsse eine Wirkung auf das Verdauungsorgan ausüben. Teilweise wirken sie als Verstärker der Beschwerden eines ohnehin schon geschwächten oder in seiner Funktion gestörten Organs, zum Teil kennt man die Auswirkungen von seelischen Erschütterungen auf das Verdauungsorgan: Kummer und Sorgen obstipieren, Stress und Freude führen zu Durchfall. Der Plexus coeliacus, das Sonnengeflecht, ist ein wesentlicher Teil des psychischen Daseins. In dieser Region ist die Bauchspeicheldrüse situiert. Sie ist nicht nur für die Enzymtätigkeit im oberen Dünndarm und für die Blutzuckerverwertung nötig, sie wirkt auch als Umlaufpumpe für den unsichtbaren Lichtstrom, den Biophotenenstrom. Der Lichtstrom entspringt im Kopf und wird über die verschiedenen Meridiane in den Körper weitergeleitet. Eine insuffiziente Bauchspeicheldrüse als Pumpe staut Energie im Oberkörper und erzeugt Leere im Unterkörper. Dies führt zu verschiedenen Beschwerden, die von den Betroffenen auch sehr unterschiedlich empfunden werden. Meistens liegt diesen Beschwerden eine geschrumpfte Darmschleimhaut zugrunde, die die Bauchspeicheldrüse nicht arbeiten lässt.

Organische Störungen des Schliessmuskels, schmerzende Hämorrhoiden oder Fehler in der Nervenfunktion des Dickdarmes können zu Verstopfung und – wesentlich seltener – zu Enteritis führen. Nicht selten wird bei einer zu geringen Nahrungsaufnahme die Obstipation vorgetäuscht. Besonders bei Kindern tritt eine Pseudoobstipation durch Schwitzen bei Fieber, stärkerer Hitze oder Erbrechen auf. Säuglinge, die voll gestillt werden, stuhlen oft drei bis vier Tage (max. eine Woche) nicht, da die konsumierte Muttermilch vollständig verdaut wird.

Weitere Entleerungsstörungen sind Verkrampfungen oder Schlaffheit der Darmmuskulatur. Beide können ohne weiteres zu den enteralen Allergien gezählt werden. Die spastische Obstipation kommt vorwiegend bei älteren neuropathischen Kindern vor. Sie führt zu harten, runden Gebilden im linken Hypogastrium. Mitunter wird nur der Darm als hartes, fingerdickes Stranggebilde palpiert. Die Stuhlknollen, die Skybala, erzeugen bei den seltenen Stuhlentleerungen Fissuren und bedingen ein psychogenes Stuhlverhalten. Bauchkoliken während der Defäkation deuten auf Spasmen hin.

Im Gegensatz dazu ist die atonische Verstopfung durch einen schlechten Tonus der Darmmuskulatur und eine ungenügende Reaktionsfähigkeit des Dickdarmes gekennzeichnet (SCHÄFER). Sie tritt auf bei Cerebralstörungen wie Schlaganfall oder Schwachsinnigkeit, bei Kindern nach Geburtstraumen, bei Rekonvaleszenzen, Hypothyreose und übermässiger Anwendung von Klysmen und Abführmitteln. Die atonische Verstopfung kann vorgetäuscht werden beim idiopathischen Megacolon (Morbus Hirschsprung), bei dem der Enddarm meist leer ist. Durch eine stärkere Darmsekretion wird oft eine teilweise Auflösung der festen Kotmassen erreicht, was zu häufigem Absetzen von dünnen Stühlen führt. Dabei handelt es sich um eine sogenannte Pseudodiarrhöe.

Die Verstopfung bei Kleinkindern ist nicht selten auf falsche Erziehung zurückzuführen. Eine allzu rigorose Betonung der Defäkation, z. B. im Trotzalter, kann sowohl einen Spasmus als auch eine

Obstipation verursachen. Das Sauberwerden des Kleinkindes hat bis zum vierten Lebensjahr Zeit. Druck kann das Gegenteil bewirken, weshalb Kinder nicht übertrieben stark forciert werden sollten.

Übersicht der Störungen

Die bis 4 cm Durchmesser aufweisende Kotsäule kann einen pastenartigen Charakter haben, von breiiger Konsistenz sein und Stuhlknollen aufweisen.

Kalkseifenstuhl: Er ist gezeichnet vom Schmieren an der Klosettmuschel. Oft kann er nur schwer abgesetzt und vom After abgewischt werden. In gewissen Fällen kann er gar Toiletten verstopfen. Der Kalkseifenstuhl ist ein fäkal riechender, grauer (mitunter besonders harter) Stuhl, der eine dem Glaskitt ähnliche Konsistenz aufweist. Diese Art von Stuhl ist häufiger, als man denkt. Der Kalkseifenstuhl bildet sich, wenn man den Essensplan bewusst gesund gestaltet und sehr viel Vollkorn, Grünkost und mehr als 200 Gramm Kuhmilchprodukte (Joghurt, Käse, Butter) pro Tag isst. Die Pflanzensalze, die Oxalate und Phytate bilden mit den Mineralien der Kuhmilchprodukte – Magnesium und Kalzium – für den Organismus unlösbare Chelatverbindungen. Das heisst, im Kalkseifenstuhl sind besonders wertvolle Mineralien wie Kalzium und Magnesium enthalten, die dem Körper abgehen.

Gärungsstuhl: Ein flüssiger, schleimig-schaumiger Stuhl von grüner Farbe und saurer Reaktion. Er tritt als Begleiterscheinung bei Infekten oder als Zelluloseabbaustörungen auf. Die Gase bestehen aus Methan und sind häufig geruchlos.

Fäulnisstuhl: Ein gelbgrüner bis schmutzig grüner Stuhl von schleimiger Konsistenz und von stechendem, scharfen Geruch. Er ist die Folge von enteralen Allergien und einer Zelluloseabbaustörung. Das Eiweiss wird vom oberen in den unteren Dünndarm bzw. in den Dickdarm gedrängt, wo es verfault. Die Gase stinken stark nach Fäulnis oder Schwefel. Dieser Stuhl tritt auch bei fiebernden Personen auf. Ältere Menschen leiden besonders unter der enteralen Fäulnis und ihren Toxinen (siehe Kapitel «Therapie der chronischen Verstopfung» auf Seite 158).

Fettstuhl: Der Fettstuhl tritt besonders bei starker Atrophie der Dünndarmschleimhaut auf. Eine atrophische Mukosa ist nicht in der Lage, die Bauchspeicheldrüse anzukurbeln. Die Mizellenbildung bleibt aus, und im Stuhl wird das Fett als Fetttröpfchen abgeführt. Eine Vermengung des Stuhles mit Lugol'scher Lösung färbt das Fett blau.

Acholischer Stuhl: Hellgrauer Stuhl von normaler Konsistenz und ohne Nachdunkelung an der Luft. Er kann die Folge von Wurmbefall in der Gallenblase oder eines Gallensteins sein sowie bei einem Pankreaskopfkrebs auftreten.

Stuhl des Brustkindes:	(Er wird wegen häufiger Fehlinterpretation der Eltern angeführt.) Der Stuhl ist goldgelb, säuerlich riechend und homogen. Aufgrund der Oxydation des Bilirubin zu Biliverdin kann er an der Luft nachgrünen, was aber kein Grund zur Sorge ist.
Stuhl des Flaschenkindes:	Sein Stuhl ist ebenso hellgelb und homogen wie jener des Brustkindes. Durch Nahrung wie Spinat oder Karotten nimmt er deren Grundfarbe an. Bananen ergeben braune bis schwarze Fasern. Trinkt ein Kind Sojamilch, kann dies eine grüne Farbe hervorrufen. Je mehr die Kost des heranwachsenden Kindes jener des Erwachsenen angeglichen wird, umso mehr wird der Stuhl die Farbe und die Konsistenz dieser Altersgruppe bekommen.

Der Bakterienrasen

Neben der Schleimhaut ist der Bakterienrasen der zweite wichtige Teil des intestinalen Milieus. Beide arbeiten selbständig und sind trotzdem eine Einheit im Sinne des Zelle-Milieu-Systems (PISCHINGER). Die Mikroben sind Kommensalen und leben von ihrem Wirt, dem Menschen. Sie arbeiten auch für ihn. Die Bakterien sind nützliche und lebensnotwendige Kommensalen, die erst der Wirt zu Pathobionten macht. Solange ihr Milieu stimmt, werden sie weder durch eine Überzahl noch durch ihren Wechsel zur Gefahr.

Die typischen Mangelkrankheiten (z. B. Infektion) sind nur die letzten Dekompensationserscheinungen von schon lange bestehenden Mangelzuständen. Der Grund liegt bei Störungen im Darmbereich (Mukosa), speziell des mikrobiellen Bereichs.

Warum der Mensch ohne Bakterienkulturen nicht leben kann:
Auf der Haut begünstigen sie den Säuremantel, eine Schutzschicht, die die Haut vor chemischen Stoffen und Austrocknung bewahrt.
In der Lunge und im Darm halten sie die Abwehrorgane aktiv.
Im Darm spalten sie viele Speiseteile und übernehmen die Produktion der Vorstufen von Vitaminen, Enzymen und Antischockstoffen.

Die Darmflora des Säuglings

Gemäss einer Untersuchung von SONNENBORN treten im Säuglingsdarm zwei bis fünf Tage nach der Geburt jeweils aerobe bzw. fakultativ anaerobe Keime als Erstansiedler auf. Durch deren Stoffwechselaktivitäten sinken das postpartal noch positive Redoxpotential und der hohe Sauerstoffgehalt des Dickdarmes innerhalb kürzester Zeit ab, wodurch die normalerweise nach drei bis fünf Tagen erfolgende Ansiedlung anaerober Keime wie Bifidobakterien und Bakterioide erst möglich wird.

Einer der bekanntesten Erstbesiedler ist der E. Koli (bei 88 Prozent aller Säuglinge). Als fakultativ anaerobe Mikrobe ist E. Koli in der Lage, sich sowohl unter aeroben als auch unter anaeroben Bedingungen zu vermehren. Der zweite Hauptkeim Streptococcus faecalis (heute: Enterococcus faecalis) erscheint in 77 Prozent als Erstbesiedler. Über ein Zehntel aller Neugeborenen weisen als zusätzliche Erstkeime auch Candida albicans auf. Dies ist keine Infektion von aussen, sondern zeigt die sauren Verhältnisse im Darmraum an. Nach ein bis zwei Wochen herrscht die für den oberen Dünndarm wichtige Säuerungsflora. Sie besteht aus Laktobazillen (aerob) und Bifidus (anaerob). Während des Voll-Stillens bleibt sie als Hauptflora bestehen. Sobald die Kuhmilchpräparate gegeben werden, gleicht sich der Bakterienrasen jenem der Erwachsenen an.

Die Darmflora des Erwachsenen

Die Bakteriologie teilt die Darmkeime in drei Gruppen auf:

- Solche, die keinen Sauerstoff brauchen (anaerobe Keime)
- Solche, die gut mit Sauerstoff umgehen können (aerobe Keime)
- Pilzformen

Die obligat anaerobe Flora ist sehr empfindlich und wird bei jeder Krankheit (auch bei einer akuten Grippe) gestört. Sie benötigt für ihr Existieren keinen Sauerstoff – er kann sie im Extremfall töten. Die obligat anaerobe Flora trägt bei der Nahrungszerlegung die Hauptverantwortung und besteht aus einem riesigen Bakterienkonglomerat, das die einer jeden Krankheit vorauseilende intestinale Milieuänderung zu kompensieren versucht.

Im Krankheitsfall ändern sich die Bedingungen für den ganzen Körper, auch für die Bakterien. Gewöhnlich hat jede Bakterienkultur eine Aufgabe, die bei Störungen entweder nicht mehr ausgeführt wird oder von anderen Kulturen übernommen wird. Dies kann zu Insuffizienzen führen. So sind die Mikroben beispielsweise sehr empfindlich auf Zink- und Chrommangel, doch ist gerade dieser Mangel typisch für kranke Menschen.

→ *Alle chronischen Krankheiten haben einen chronisch kranken Mikrobenrasen.*

Das partielle Absterben der obligat anaeroben Flora bei jeder Erkrankung hat nach Meinung des Verfassers einen plausiblen Hintergrund: Alle sogenannten Infektionen im Körper lösen bei der Darmschleimhaut Empfindlichkeitsreaktionen aus. Es kommt zu einer Verschiebung des pH-Werts in den sauren Bereich. Solche Empfindlichkeitreaktionen gehen mit einem grossflächigen Untergang der Darmschleimhaut einher, somit wird die Lebensgrundlage für den Bakterienrasen verschlechtert. Dadurch wird die Voraussetzung für Allergien geschaffen, die Diffusion vereinfacht und die Absorption reduziert. Dem Milieu gehen deshalb viele Spurenelemente (Magnesium, Manganum, Kalzium, Zink und Chrom) verloren. Der in einem solchen Fall auftretende Durchfall besteht hauptsächlich aus toten Bakterien und Schleimhautresten. Sie sind die erste Auseinandersetzung mit den eingedrungenen Erregern oder Stoffwechselgiften. Dies macht verständlich, weshalb bei Kindern und den meisten Erwachsenen der Infekt mit Durchfall (mit und ohne Erbrechen) beginnt.

Oft wird eine «Darmverstimmung» mit Medizinen aus der Bifidusflora oder aus Streptococcus faecalis behandelt. Dies ist ein doppelter Fehler: Keine künstlich zugeführte Bakterienkultur kann sich auf einer kranken Schleimhaut entwickeln, und Joghurt ist meist Träger solcher Bakterienpräparate. Es besteht aus Kuhmilch und fördert allergische Reaktionen. Damit die Bakterienarten wieder einen für sie genehmen Untergrund erhalten, müssen diätetische Massnahmen die Eigenkräfte der Darmschleimhaut wecken.

Die fakultativ aerobe Flora hat neben der immunologischen noch eine andere, spezielle Aufgabe: Sie nimmt den von den Arterien der Darmschleimhaut herangeführten Sauerstoff auf und reduziert ihn. So schafft sie ein sauerstoffloses Milieu. Obwohl sie bloss in kleiner Zahl auftritt, ist sie als wichtig einzustufen. Die aerobe Flora ist eine funktionell und in der Abwehr überaus tatkräftige Kolonie und muss deshalb bei der Therapie von chronischen Krankheiten berücksichtigt werden.

Die Hauptkeime, das Bakterium Koli und der Streptococcus faecalis, werden bei akuten Krankheiten weniger tangiert. Ähnlich wie bei der anaeroben Flora leiden sie bei den chronischen Erkrankungen unter Schwermetallbelastungen und Mineralmangel. Sie vertragen ein allzu saures Klima schlecht. Aus Erfahrung weiss man, dass die Pilzkulturen zunehmen, wenn die aerobe Gruppe abnimmt. Man könnte beinahe sagen, die Bakterien verwandeln sich in Pilze. Kaum haben sich die erschwerenden Umstände normalisiert, verschwinden die Pilzformen und die Hauptträger dieser aeroben Gruppe sind wieder vollzählig.

Der Praktiker PERGER (Semperitwerke/Österreich) hat 1981 die Stuhlkulturen von über 1100 Personen ausgewertet. Die Studie über die Darmbesiedlung hat gezeigt, dass 5 Prozent der Erwachsenen keine B. Koli aufweisen. Ähnliche Studien hat der Buchautor 1986 an Kindern im Alter zwischen 2 und 15 Jahren durchgeführt (n = 234). Die Begrenzung nach unten ist deshalb erforderlich, weil bis zum zweiten Lebensjahr einige Kinder immer noch gestillt werden und der Darmraum daher nicht denselben Bedingungen unterworfen ist. In dieser Studie zeigen sich identische Ergebnisse: Bei über 50 Prozent sind normale Stuhlbefunde zu erkennen, bei der anderen Hälfte wird die Dysbakterie in 13,6 Prozent der Fälle durch eine Pilzansiedlung hervorgerufen. 4,7 Prozent der Kinder weisen keine Kolibesiedlung auf. Dies ist ein ernst zu nehmender Befund. Er wiegt schwerer als eine Pilzbesiedlung. Das B. Koli ist ein eminent wichtiger Keim, da er verschiedene wichtige Botenstoffe für die Abwehr, das Schlafverhalten und viele weitere Reaktionen initiiert. Ein mangelhafter Kolibestand baut auch keine Antischockstoffe auf. Fehlen diese Stoffe, kann man gemäss SELYE nicht «normal» reagieren.

Bakterienbesiedlung bei Erwachsenen

Normale Flora	Eubiose	Störungen in der Darmflora
Bifidus Flora, Bakterioide 90% der Stuhlbakterien	Obligat anaerobe Mikrobe Milchsäurebildung	Wird in über 50% aller Krankheiten gestört, Zinkmangel
B. Koli, koliforme Keime, Enterokokken, Laktobazille 10% der Stuhlbakterien	Fakultativ aerobe Mikrobe	Pseudomonas aeruginosa, Staphylokokken, Proteus, Klebsiella, Hafnia alvei
10^{2-3}/g Stuhl normal 1% aller Stuhlkeime	Pilzphase Sporenbildner	Störungen ab 10^{3-5}/g Stuhl

Abb. 18 Bakterienansiedlung bei Erwachsenen

Auch organische Leiden können Auslöser für Fehlbesiedlungen sein. Die Verstopfungen oder Missbildungen des Verdauungstraktes mit verlangsamter Stuhlbeförderung führen zu einer Überwucherung der oberen Dünndarmanteile, des Zwöffingerdarmes und des Jejunums, mit den Keimen aus dem unteren Dünndarm und dem Dickdarm. Dies hat weit grössere Folgen, als gemeinhin angenommen: Bestimmte Keime aus dem Dickdarm können die zur Fettverdauung notwendigerweise gebundenen Gallensäuren nachträglich lösen und Durchfall auslösen. Die Gallensalze verbinden sich gleichzeitig mit Kalzium zu unlöslichen Chelatverbindungen. Dies hat einen Verlust von Gallensäuren und Kalzium zur Folge.

Die Pilzphase

Alleine die schulmedizinische Einteilung der normalen Darmbesiedler beweist die Normalität der Pilzphasen. Eine gewisse Pilzphasenmenge im Stuhl ist normal. Wie SONNENBORN beschreibt, hat jedes zehnte Neugeborene Pilzphasen als Erstbesiedler in seinem Stuhl. Dies mag Laien erstaunen, da normalerweise der kleinste Hinweis auf Pilze im Stuhl – speziell Candida – als Ursache von gewissen Beschwerden verantwortlich gemacht wird. Viele Ärzte verschreiben in solchen Situationen antimykotische Tabletten. Schade, denn der Candida albicans ist nicht schädlich, sondern nützlich!

Candida ist nicht schädlich, sondern dein Freund und Helfer.

Es gibt viele Pilzarten, die den menschlichen Darm besiedeln können. Die meisten konzentrieren sich auf den Candida albicans (der sich den heutigen Verhältnissen im Darm am besten angepasst hat). Dass Candida albicans weit verbreitet ist, muss nicht erstaunen, wenn man die heutigen Essgewohnheiten analysiert: Einerseits essen wir Fastfood und Totgekochtes (Mikrowellenherd), andererseits unterliegen wir der Sucht nach Frischgemüse. Dies führt dazu, dass nicht mehr saisongerecht gegessen wird und viel Nahrung von weit her importiert wird. Die tote Mischkostnahrung, die nur überbrühte Zellulosenahrung, das mangelnde Kauen und schlechte Einspeicheln führen im Darm zu Gärung und Fäulnis. Zusätzlich – und als Grundlage überhaupt – begünstigen die atrophische Schleimhaut und die extrem anaeroben Verhältnisse das Pilzwachstum. Der Pilz zeigt lediglich ein Zustandsbild, wie es in unserem wichtigsten Zelle-Milieu-System (enterale Matrix) aussieht. Ist der Pilzbefall stark, kann das Darmmilieu nur sauer und krank machend sein. Sind wenige Organellen im Stuhlbefund, ist das Darmmilieu den physiologischen Gegebenheiten angepasst und gesundheitsfördernd. Entsprechend der Lehre von ENDERLEIN stellen die Pilze eine sogenannte Notform dar. Man könnte beinahe sagen, die Pilze signalisieren den Tod der Bakterien.

Der Pilzbefall ist ein Indikator für das Milieu.

Pleomorphismus nach ENDERLEIN

Um das bisher Gesagte zu verstehen, ist die Lehre des Pleomorphismus nach Prof. Dr. ENDERLEIN hilfreich. Dabei sind zwei Dinge von besonderem Interesse:

- Die höher valenten Formen entstehen durch Zusammenklumpen vieler Millionen Basisformen. Diese können aus verschiedenen Cyclogenien stammen, was man über die Dunkelfeld-Mikroskopie nicht erkennen kann, aber die Vielfalt der Bakterien- und Pilzstämme erklärt. Aus diesen Klumpen entwickeln sich anschliessend die entsprechenden Mychiten (Zellen mit einem Kern), die sich durch Teilung vermehren. Gemäss heutigen Erkenntnissen hat jede Spezies ihre eigene Desoxyribo-Nukleinsäure (DNA). Nach GERNER weisen die Basisformen keine DNA auf. Der Autor vertritt die Auffassung, dass die Basisformen lediglich Träger von Teilen der DNA sind. Der lokale pH-Wert und das Umfeld begünstigen das Zusammenklumpen zu grösseren Formen. Damit nimmt die spezielle Zusammenstellung der DNA-Teilchen die Form einer ganzen DNA an.

Klinisch lässt sich dies ganz leicht erklären: Wenn in einer Familie ein Scharlachfall auftritt und bei den übrigen Mitgliedern lediglich eine Angina, herrschte nur beim Scharlachkranken ein Umfeld, wo ein Streptococcus haemolyticus entstehen konnte. Bei den übrigen Familienangehörigen findet man die DNA-Streptokokken, beim Scharlachkranken zusätzlich den Streptococcus haemolyticus.

Die Zeit ENDERLEINs war geprägt von akademischen Eitelkeiten: Während RECKEWEG ein romanophiler Mensch war, der die lateinischen Fachausdrücke bevorzugte, setzte ENDERLEIN auf die griechische Sprache. Viele Ausdrücke sind auf ihn zurückzuführen:
Der Pleomorphismus ist die Wandelbarkeit ein und desselben Wesens, entsprechend dem Milieu, in dem es lebt. So entsteht aus der Raupe eine Puppe und aus der Puppe ein Schmetterling. Es handelt sich immer um dasselbe Wesen, nur in verschiedenen Formen.
Die Cyclogenie ist der Kreis aller Entwicklungsstufen von Mychit, Dimychit usw. und zurück zum Ausgangspunkt. Der Mychit ist die Urzelle mit nur einem Mych (Kern). Da jede Mikrobe sich sowohl in höher als auch in niedervalente Formen entwickeln kann, spricht man nicht von einem Bakterium oder einem Pilz, sondern von Stadien oder Phasen. Je nach lokalem pH-Wert und Eiweissgehalt des örtlichen Bindegewebes entwickelt sich ein bakterielles oder ein pilzförmiges Stadium. Die lokalen Reaktionen auf diese Entwicklung (Abwehr, Immunität) bestimmen die Art der Entzündung.

- Alle höher valenten Formen, also auch die Kulminanten (bakterielles und pilzförmiges Stadium), können durch die Kopulation mit den Basisformen wieder in niedervalente Formen gebracht werden. Die niedervalenten mit ihrer grossen Energie zerstören die höher valenten, aber wenig energiereichen Formen. Bei der Behandlung wird dieser Vorgang mittels isopathischen Medikamenten (Sanum) ganz gezielt ausgelöst.
- ENDERLEIN beschreibt ausführlich, dass solche Auf- und Abwärtsentwicklungen auch gestört sein können. Solche Blockierungen nennt er *Mochlose*. Sie sind ernst zu nehmen, da daraus virale Krankheiten entstehen. Je nachdem, auf welchem Entwicklungsstadium die Blockade eintritt, kann sich eine mehr oder weniger schwere virale Infektion einstellen.

  Daraus lässt sich schliessen, dass der Träger von Endobionten diese Entwicklungen selbst in der Hand hat. Je mehr eiweissreiche Kost er zu sich nimmt, desto mehr werden die Bausteine des Proteins (Aminosäuren) das örtliche Gewebe ansäuern und die Hochentwicklung des Endobionten fördern. Tritt nun ein Mangel an Spurenelementen, Vitaminen oder Enzymen auf oder blockieren Schwermetalle (Amalgam, Silber) bzw. an der Wurzel behandelte Zähne die Entwicklung, besteht eine Mochlose.

Anfang dieses Jahrhunderts wies ENDERLEIN nach, dass das menschliche Blut nicht steril ist, sondern von Ursymbionten besiedelt wird. Die Erkenntnis, dass die Bakterien sich dem Milieu anpassen können, war damals revolutionär – und ist es eigentlich auch heute noch. Alle säugenden Warmblüter weisen dieselben Ursymbionten wie der Mensch auf. Diese Erkenntnis ist vor allem im Zusammenhang mit chronisch Kranken von zentraler Bedeutung.

Der chronisch Kranke weist in seinen Entzündungsherden, seinen Wurzelbehandlungen oder seinem Krebsgewebe eine übergrosse Anzahl von enorm hohen Formen oder Stadien der Endobionten auf. Beim gesunden Menschen entwickeln sie Entzündungen, beim Essen von tierischen Produkten ein saures Milieu.

Die warmblütigen Säuger (Rinder, Schweine, Schafe, Ziegen) sind selber Träger hoch entwickelter Formen, die über die Milch, Eier oder Fleisch/Wurst in den ohnehin schon kranken menschlichen Körper gelangen und sich dort weiterentwickeln und vermehren können. Man sollte auch nicht vergessen, dass nach ENDERLEIN/GERNER diese Endobionten (Eiweiss) Temperaturen von über 300 Grad überleben. Selbst in 30 Minuten gekochter Bouillon und im Saft von Steaks konnten bei mikroskopischer Untersuchung in heissem Zustand hoch und höchst entwickelte Formen nachgewiesen werden (WERTHMANN). Eine weitere Versuchsreihe zeigt, dass das Fleisch von Schafen und Ziegen trotz Kochen (Ansäuerung) dem endobiontischen Wachstum grösseren Widerstand entgegensetzt als jenes von Rindern und Schweinen. Dies deckt sich mit den Erkenntnissen RECKEWEGs, der den Wert der einzelnen Fleischsorten daran misst, wie schnell es verdirbt. Im Grunde genommen ist es egal, welches Fleisch man isst. Seiner Aufzählung nach verdirbt das Fleisch von Schweinen, Jungtieren und Rindern wesentlich schneller als jenes der Schafe. Man kann davon ausgehen, dass Schafe ein höheres Sauerstoffpotential in den Zellen aufweisen und daher Stresssituationen besser kompensieren können. Damit ist in derselben Zeiteinheit das endobiontische Wachstum weniger schnell möglich. Eine entsprechende Diät nach WERTHMANN mit totalem Fleischverzicht in den ersten drei Wochen (anschliessend nur Schaf- und Ziegenfleisch) hilft entsäuern und dadurch den Gehalt von Endobionten im Gewebe verringern.

Diese Mikroben leben in Symbiose mit dem Wirtsorganismus und haben durch ihre Übernahme von lebenswichtigen Funktionen erst die Weiterentwicklung ermöglicht. Vor etwa 1 Million Jahren wurden die damals einzigen Lebewesen, die Einzeller, von anaeroben Bakterien überfallen. Dies war ein wichtiger Schritt für die Entwicklung eines Vielzellers. Der Einzeller bewerkstelligt seinen Stoffwechselaustausch mit der Umgebung problemlos über die gesamte Oberfläche seiner Membran. Sobald die Kolonie der Vielzeller einen kubischen Aufbau einnimmt, gibt es eine Anzahl von Zellen, denen der Kontakt mit der Umgebung verloren gegangen ist. Für diese Zellen sind die Funktionen der inzwischen zu hilfsreichen Systemen integrierten anaeroben Bakterien lebensnotwendig.

Eine weitere Immigration in den Urzeiten der Entwicklung erfolgte durch die Ursymbionten Mucor racemosus und Aspergillus niger. Diese von ENDERLEIN als Endobionten bezeichneten Mikroben leben in jeder Zelle und werden dem neuen Wesen über die Ei- und Samenzelle mitgegeben. ENDERLEIN nannte diese Regulatoren deshalb Endobionten, weil sie in jeder menschlichen Zelle leben. Sie sind auch in jedem Blutkörperchen und allen anderen Blutzellen vorhanden. Entsprechend dem Flüssigkeitsmilieu, in dem die Endobionten sich befinden, entwickeln sie sich aufwärts oder abwärts. Sie können eine Reihe von Entwicklungsstufen durchmachen (siehe Abb. 19), auch bakterielle Stadien und Pilzphasen oder gar zu Viren werden. Die Pilze benötigen allerdings ein sehr saures Milieu, das nicht mehr mit dem Leben vereinbar ist. Deshalb gibt es auch keine Blutmykosen. Ganz nebenbei üben die Endobionten mannigfaltige physiologische Funktionen aus, wie die Blutgerinnung oder die Übernahme der Carriersysteme durch die Zellmembran (siehe Abb. 22/Abb. 23). Durch Milieustörungen wie eiweissreiche Kost, Zerfall des Proteins in Aminosäuren und ein dadurch bedingtes saures Milieu entwickeln sich die Endobionten zu pathogenen Stufen, die in ihrer höchsten Form entweder in Bakterien oder in Pilzen kumulieren.

In der herkömmlichen Form des Mikroskopierens, dem Durchlicht- oder Hellfeldmikroskopieren, werden die endobiontischen Formen vom Licht durchschienen. Nur in der Dunkelfeldmikroskopie[2], der seitlich einfallenden Beleuchtung, sind sie ab einer bestimmten Grösse bei ihrer Verklumpung und Aufwärtsentwicklung als Partikel unterschiedlicher Grösse deutlich sichtbar. In physiologischer Form liegen sie unter der optischen Erkennungsgrösse. Wichtig ist, dass man keine getrockneten Präparate, sondern Vitalblutpräparate zur Untersuchung benützt. Das Trocknen nimmt dem Blut den Sauerstoff und das Redoxpotential und bildet damit einen Zustand, der sich ausserhalb des Lebens befindet. Das Blut ist tot. Es können sich ohne weiteres Pilzformen entwickeln, die über bestimmte Färbmethoden sichtbar gemacht werden können. Das Färben ändert zusätzlich den pH-Wert in das saure Milieu und ist demnach ein begünstigender Faktor für die Pilzbildung. Zur Vitalblutuntersuchung entnimmt man deshalb unmittelbar vor der Untersuchung dem Probanden einen Tropfen Blut aus dem Ohrläppchen oder der Fingerspitze. In frischem Vitalblut können daher niemals echte Pilzformen gefunden werden, sondern lediglich Vorstufen.

Die Cyclogenie

Die Cyclogenie des Mucor racemosus zeigt das weite Feld der physiologischen und für den Organismus wichtigen Zwischenformen. In der pathogenen Phase, die nur auf dem Boden eines sauren Milieus entsteht, können sich Bakterien je nach Standort entwickeln.

Das Bakterium Leptotrichia buccalis ist ein verbreiteter Bewohner des Mundspeichels. Als pathologische Form lebt er in den wurzeltoten Zähnen und im Krebsgewebe und stellt die Hochform dieser Cyclogenie dar. Natürlich kommen solche Hochformen auch im Blut vor. Solange dies nur Einzelerscheinungen sind, handelt es sich um

[2] *Dunkelfeldmikroskopie: Im Gegensatz zur Durchlichtmikroskopie fällt der Lichtstrahl im Dunkelfeldmikroskop so ein, dass eine seitliche Beleuchtung der Blutpartikel stattfindet. Durch das Durchlicht werden kleine Partikel zum Verschwinden gebracht.*

eine Bagatelle. Sind sie stärker vertreten, muss die Ursache abgeklärt werden. Denn diese Hochformen begünstigen unter anderem Krebs.

Der Mensch wird allerdings nur krank, wenn er das Milieu seiner Säfte, in denen die pathogenen Formen leben, durch falsche Ernährung, Störfelder oder Stress (körperlich/psychisch) weniger alkalisch werden lässt. Jede Cyclogenie hat ihre Krankheitsformen in den verschiedenen körperlich von ihr bevorzugten Systemen. So finden sich beim Mucor racemosus vermehrt Krankheiten der Blutviskosität (Thrombose, Embolie, Infarkt, Hörsturz), der Gefässwand (Arteriosklerose) und der adenomatösen Drüsen und ihre Krebserkrankungen (siehe Abb. 22/Abb. 23).

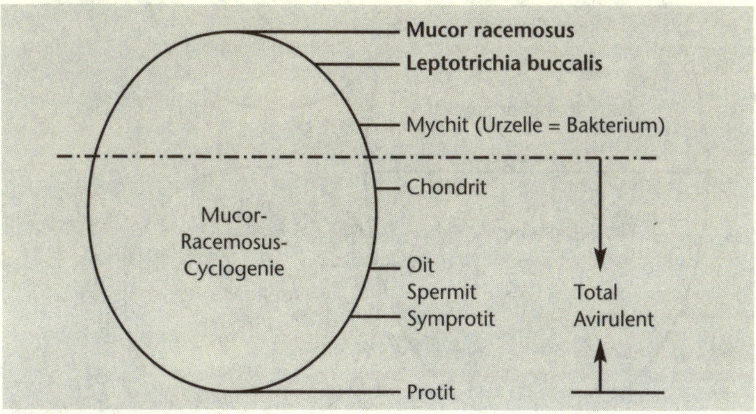

Abb. 19 Mucor-Cyclogenie

Cyclogenie des Aspergillus niger

Von der Oit-Stufe (Oit ist nach ENDERLEIN[3] das Bakterienei) in der Mucor-racemosus-Cyclogenie zweigt die Cyclogenie des Aspergillus niger ab, deren Kulminante das Bacterium tuberculosis und als Pilzform der Aspergillus niger zu finden sind. Der Formenkreis des Asper-

[3] *ENDERLEIN Günther, Bakterien – Cyclogenie, S. 121, Semmelweis-Verlag Hoya.*

gillus niger bevorzugt die strukturierten Organe wie Knochen, Sehnen, Muskeln, Bänder und die Zellmembran. Die Cyclogenie enthält den Tuberkel-Bazillus und damit alle Formen der menschlichen und tierischen Tuberkulose. Die Krankheiten resultieren aus den Aufwärtsentwicklungen. In diesen Bereich fallen die Gelenkstörungen, Lungenkrankheiten, tuberkulösen und paratuberkulösen Beschwerdenbilder und pathologischen Zustände der Haut und der Schleimhaut.

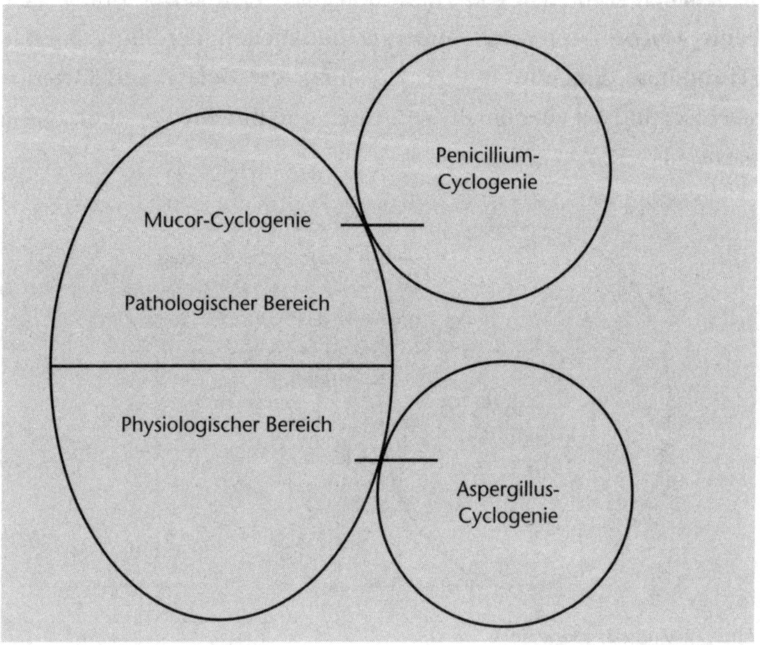

Abb. 20 System der Cyclogenien

Cyclogenie des Penicilliums

Es gibt noch eine dritte Cyclogenie. Die Penicillium-Cyclogenie zweigt im pathologischen hoch valenten Teil der Mucor-Cyclogenie ab. Sie enthält die Penicilliumreihe. Die Kulminante ist der Pilz Penicillium. Er benützt zu seiner Überlebensstrategie die Erzeugung des sauren Milieus mittels der Penicillinsäure. Diese Entwicklungsreihe beinhaltet alle entzündlichen Krankheiten des Körpers. Darum wird bei allen entzündlichen Erkrankungen diese Entwicklung zuerst beobachtet und über die entsprechenden isopathischen Medikamente therapiert.

Isopathische Medikamente

Die Kernfrage lautet: Wie kann man sich gegen die hoch pathogenen Formen der einzelnen Cyclogenien schützen?

ENDERLEIN hat bei seinen unzähligen Stunden am Mikroskop festgestellt, dass die niedrig valenten (energiebeladenen) Basisformen, die kleinen Protiten, die hoch valenten aber energiearmen und hoch pathologischen Formen, die Bakterien und Pilze, auflösen können. Sobald eine Basisform mit einer hoch entwickelten Form kopuliert, zerfällt die hoch valente pathologische Form in unzählige kleine Basisformen. Die Energie der Basisformen hilft, die hoch valenten Formen zu teilen. Man kann dies auch so ausdrücken:
Die Natur bekämpft die hoch valenten Formen mit den niedervalenten aus der gleichen Cyclogenie.

Isopathisch heisst, dass körpereigene Stoffe zur Therapie benützt werden. Die hoch valenten Formen bestehen aus Tausenden von zusammengeklumpten Basisformen, die sich zu hoch pathogenen, aber energiearmen Formen entwickeln. Die Basisformen dagegen sind niedervalent, klein, meist unsichtbar, aber hoch energetisch besetzt. Sie sind Regulatoren für den Menschen. Der Firma Sanum ist es gelungen, die Basisformen als Medikamente herzustellen. Indem die Natur nachgeahmt wird, kann man heilen. Allerdings muss man wissen, wann welche Cyclogenie erkrankt ist (siehe Abb. 21).

Die mikrobiologischen Medikamente sind grundsätzlich Isopathika. Allerdings sind Änderungen im Alltag wie Diät und Stressabbau nötig, sonst wirken die niederen Valenzen nicht. Zugleich ist eine Alkalisierung des Milieus notwendig, denn die vielen, durch den Zerfall der Pathobionten auftretenden Niedrigvalenzen, können sich im sauren Milieu sofort wieder zu Hochvalenzen entwickeln. Eine isopathische Therapie ist in jedem Fall auch eine Therapie für den ganzen Menschen, vor allem für sein inneres Milieu.

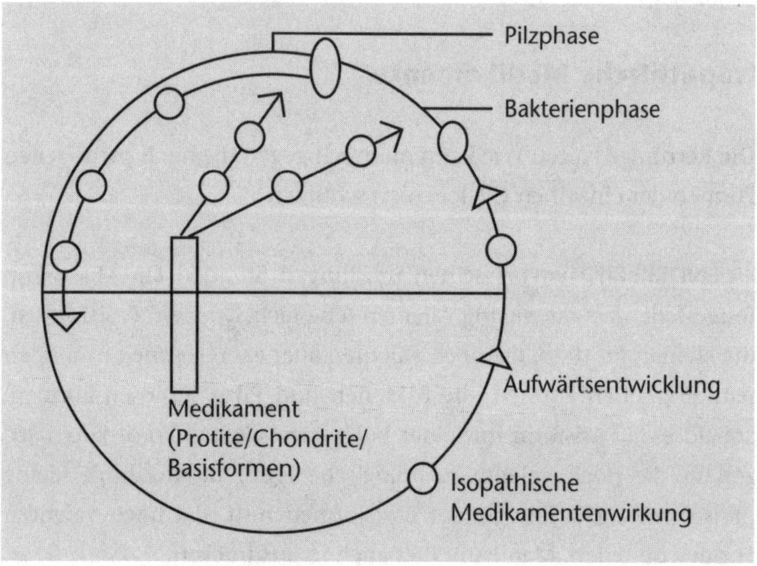

Abb. 21 Darstellung der Medikamentenwirkung

In der Medikamentenbeschreibung wird meist eine viel zu niedrige Dosierung verlangt, was historisch bedingt ist. Zu ENDERLEINs Zeit starb der Mensch an Kohlenhydratmangel, heute – 80 Jahre später – erleidet der Mensch tödliche Krankheiten durch Eiweissüberfluss. Der Mensch und die zugeführten Eiweissmengen sind besetzt mit hoch valenten Formen von Warmblütertieren. Deshalb muss die Dosis heute unbedingt erhöht werden, und zwar um rund das Doppelte. Die Regel dazu lautet: eine Portion für den Fleisch-, Milch- und Käsekonsum, eine Portion für unsere Krankheiten.

Einzelne artspezifische Gebiete der beiden Ursymbionten

Mucor-racemosus-Krankheiten	
Blutviskosität	– Hochdruck – Schlaganfall, Herzinfarkt – Embolie
Fibrinogen	– Venenschwäche, Varizen – Hämorrhoiden
Blutplättchen	– Hyper-Hypothrombozythämie
Gefässwand	– Herzkrankheiten – Arteriosklerose
Entzündung	– Allergien jeder Art – Darmschleimhautentzündung

Abb. 22 Mucor-racemosus-Krankheiten

Aspergillus-niger-Krankheiten	
Lymphknoten	– Schwellung, Angina
Lungenkrankheiten	– Paratuberkulose, TBC
Hautkrankheiten	– Dermatitis, Neurodermitis
Zellmembran	– Carriersysteme, Juckreiz
Schilddrüse	– Über- oder Unterfunktion
Skelettaufbau	– chronische Gelenksleiden, Sehnenerkrankungen

Abb. 23 Aspergillus-niger-Krankheiten

Die lebensnotwendigen Endobionten haben natürlich auch Nachteile: Im sauren Milieu entwickeln sie sich vom Symbionten zum Pathobionten. Je tiefer der pH-Wert in einem Gewebe wird, umso leichter gelingt dies. Die Endobionten fressen tierisches und pflanzliches Eiweiss. Das Problem liegt im menschlichen Körper, der das tierische Eiweiss kaum entsorgen kann und deshalb hohe Eiweissspiegel im Fliessblut und in den Depots aufweist. Die Einrichtungen des menschlichen Körpers bauen das pflanzliche Eiweiss wesentlich besser ab als das tierische.

Eine Ansäuerung des Milieus macht den Symbionten zum Pathobionten (Bakterien, Viren, Pilzformen).

Die eigentliche Nahrungsquelle für die Endobionten ist das tierische Eiweiss aus den Milchprodukten, den eihaltigen Speisen und aus allen Fleisch- und Wurstprodukten. Heute konsumieren die Menschen zuviel Eiweiss; die tierischen Eiweisse verarbeitet der Organismus nur bis zu einem gewissen Prozentsatz. Nach offiziellen Schätzungen beträgt der tägliche Eiweisskonsum des Mitteleuropäers 150 bis 250 Gramm. Angemessen wäre ein Gramm pro Funktionskörpergewicht, also insgesamt 40 Gramm pro Tag.

•

Untersuchungen führten zum Schluss, dass sich unter gleichen Bedingungen bei der Zubereitung der Suppe oder des Steaks im Schaf- und Ziegenblut die pathogenen, hoch valenten Formen weniger schnell ausbilden als im Schweins- und Rindsblut. Das Blut, der Saft des gegrillten Fleischstückes oder der Suppenbrühe zeigen im Dunkelfeld deutliche Zeitunterschiede zwischen Schwein und Rind einerseits, Schaf und Ziege andererseits. Letztere benötigen zweimal so viel Zeit zur Ausbildung der Hochvalenzen. Das heisst, dass Schaf- und Ziegenfleisch mehr Redoxpotential und mehr Sauerstoffgehalt hat als jenes der Schweine und der Jungtiere. Es ist gesünder und weniger mit hoch valenten, pathogenen Formen der Endobionten besetzt. Dies zu beachten, ist für Krebskranke, chronisch Kranke und Allergiker zentral und erspart viel Medikamentenkosten.

Da geschlachtete Tiere vor ihrem Tod eine Stresszeit durchmachen, konsumiert der Mensch die tierischen hoch valenten Ursymbionten.

Das Fleisch für den menschlichen Verzehr stammt vornehmlich von säugenden Warmblütern. Bei diesen Tierarten gelten dieselben Gesetze wie im menschlichen Körper. Da diese Tiere vor ihrem Tod Stress erleiden (Todesangst, schlechte Stall- und Transportverhältnisse, Ansäuerung des Milieus durch Antibiotika, Mastfutter oder andere Zusätze), konsumiert der Mensch die tierischen hoch valenten Ursymbionten. Damit nimmt der Mensch über die Wurst- oder Fleischprodukte jene Keime ein, die für ihn gefährlich werden können. Solange der Mensch gesund ist und ein gutes Milieu aufweist, wird solches Fleisch zu keiner gesundheitlichen Bedrohung. Anders sieht es bei kranken und älteren Menschen aus. Da nützt auch das Kochen dieser Nahrung nichts, denn die Formen überleben bis zu einer Temperatur von 300 Grad.

Die Pilzphasen im menschlichen Darm sind Hinweisschilder:

- Der Pilz wirkt wie ein Indikator. Die Diagnose einer Verpilzung im Darmtrakt darf nicht schnell und leichtfertig gestellt werden. Die immer wieder erwähnte «Pilz»-Symptomatik ist sicher keine Basis für eine Therapie. Zuerst muss der pH-Wert des Stuhles ermittelt und ein Stuhl-Bakteriogramm durchgeführt werden. Der pH-Wert liegt beim Erwachsenenstuhl bei 7,0 bis 7,5. Eine Pilzorganellenzahl von 10^{2-3} (also 100 bis 1000 Organellen pro Gramm Stuhl) ist immer noch normal. Erst ab höheren Keimzahlen sollten die Untersuchungslabors von vermehrtem Candidabefall sprechen. Die Einschätzung, ob ein mässiger, ein starker oder gar kein Pilzbefall vorliegt, erfolgt letztlich subjektiv. Es ist daher ratsam, immer eine Stuhluntersuchung auf Pilze oder Candida mit qualitativer und quantitativer Auswertung zu verlangen. Daraus ist ersichtlich, wie hoch die Keimzahl ist.

  Es gibt eine Faustregel, die erfahrungsgemäss ziemlich genau mit der quantitativen Stuhldiagnostik übereinstimmt: Die Zahl der B. Koli pro Gramm Stuhl verhält sich diametral zu der Zahl von Pilzen. Dies ist deshalb wichtig, weil man mit der Beurteilung der Kolibakterien auch die Zahl der Pilzorganellen im Stuhl erahnen kann. Daraus lassen sich die im Darmbereich bestehenden krankhaften Verhältnisse ablesen, sei es eine Ansäuerung (niedriger pH-Wert) durch allergische Reaktionen, Entzündungen, Gärung oder Fäulnis.

Abhängigkeit zwischen den Pilz- und den Kolizahlen

	B. Koli	Pilzzahl
normal	10^{5-8}	10^{2-3}
pathologisch	10^{2-4}	10^{4-6}

Abb. 24 Abhängigkeit Pilz- und Kolizahlen

- Falsche Kost fördert das Pilzwachstum. Hier muss hauptsächlich die enterale Allergie und gestörte Zelluloseverdauung genannt werden. Der Grund für das Bakteriensterben und das nachfolgende Pilzwachstum sind Gärung und Fäulnis. Eine sofortige Kostumstellung bremst den Pilzbefall innert Tagen. SONNENBORN fordert bei allen Dysbakterien des Säuglings, die sich klinisch stets als Koliken äussern, eine Stuhldiagnostik bezüglich der Keimbesiedlung. Dies gilt vor allem in der Still- und Abstillphase, da nach seinen Untersuchungen das Keimspektrum der ersten Lebenstage auch durch die Mikroflora der Mutter geprägt wird.

- Der gestörte Ort: Damit sind die Verpilzungen an den Füssen, Händen und im Genitalbereich gemeint. Einerseits sind es mechanische und chemische Einwirkungen wie Händewaschen mit zu starken Chemikalien oder zu häufiges Waschen (Sauberkeitsritual), hormonelle Einwirkungen wie die Verhütungspille, das Intrauterinpessar, verschiedene Gelees mit spermizider Wirkung, andererseits sind es die Störfelder. Hier müssen vor allem die irritierenden Faktoren im Kopfbereich wie Zähne, Nasennebenhöhlen oder Tonsillen hervorgehoben werden. Besonders bei Nagelpilzen wird man auf die Störfelder achten müssen. Neuerdings kann der Pilzbefall auch mit einer Haptentherapie behandelt werden.

- Der Pilz ist ein Staubsauger für die Schwermetalle, besonders für die Amalgame. Je mehr Amalgam im Gebiss offen liegt oder versteckt im Bindegewebe gespeichert ist, desto mehr Pilzphasen sind im Stuhl vorhanden. Diese Erkenntnis wird bei den sogenannten Antimykose-Therapien vernachlässigt. Die örtliche Behandlung mittels antimykotischer Lösungen und Salben sowie die Einnahme von Medikamenten gegen den vermeintlichen Pilzbefall töten keine Pilze, schon gar nicht die Vorstufen. Mittels antimykotischer Medikamente werden die Pilze nur in ein tieferes Gewebe verdrängt. Nach einer antimykotischen Therapie wird der Candidakeim binnen kürzester Zeit wieder im Darmkanal vorhanden sein. Dieses Spiel mit der medikamentösen «Waffe» gewinnt der Pilz. Er wird als Staubsauger für die Schwermetalle benötigt.

→ Der Pilz verschwindet sofort, sobald die Schwermetalle im Körper auf ein erträgliches Mass reduziert worden sind. Diese Staubsaugerwirkung konnte bei einem Versuch bei amerikanischen Soldaten verifiziert werden.

- Der Pilz wandert in die Darmwand. Der Pilz ist ein Lebewesen, das sich vor Feinden zu schützen weiss. Sobald Antimykotika den Darmkanal passieren, entzieht sich die Candida-Organelle in den submukösen Schlupfwinkel, wo sie bestehen bleibt, bis die Verhältnisse für sie wieder ideal sind. Dies ist für die Darmbarriere sehr anstrengend, muss sie doch den Zugriff zum Inneren verhindern. Man kann in jedem Fall davon ausgehen, dass die Pilzvermehrung ein ganzheitliches Problem darstellt und nicht ein örtliches. Es genügt nicht, bloss die Darmbakterienkulturen zu sanieren. Vielmehr ist die Darmschleimhaut durch die Karenz der Primärantigene aufzubauen und das Bindegewebe des Körpers von seinen pathologischen Einlagerungen zu befreien (siehe Kapitel «Allergische Krankheiten aus dem Darmbereich» ab Seite 146).

- Der Pilz lebt vom Blutzucker. Bereits 1846 hat der Tierarzt Dr. KREBS im Mikroskop beobachtet, wie ein Candidakeim die Darmwand passiert. Wie bereits erwähnt, leben die Pilzvorstufen bei einer Chemotherapie gegen den Pilzrasen unter der Darmschleimhaut des Probanden weiter. Sie saugen die Blutgefässe an und versorgen sich mit dem Blutzucker. Den Zucker benötigt der Pilz. Daher ist zuckerlose Ernährung bei Verpilzung zwar logisch, aber ein Fehler. Sobald der Candidakeim das Blutgefäss öffnet, sind seine Toxine im Blut. Daraus kann im schlimmsten Fall ein Beschwerdebild entstehen, das einer Amalgamvergiftung ähnlich ist. Beide Krankheiten täuschen die Symptome der Atrophie der Darmschleimhaut vor. Dies ist nicht weiter erstaunlich, denn die wichtigste Ursache der Amalgambelastung oder Candidabesiedlung ist die zerstörte Darmschleimhaut.

Die RIETH'sche Diät ist die erste ganzheitliche Massnahme bei Pilzen. Der Grundgedanke berücksichtigt aber nicht die enterale

Mukosa-Atrophie und die Zerstörung des Bakterienrasens mit der konsekutiven Unfähigkeit, Zellulose zu spalten. Ebenfalls geht die Vergärung der Zellulose und der daraus resultierenden Ansäuerung sowie die Tatsache, dass der Candidakeim etwas Zucker benötigt, vergessen. Eine Verpilzung lässt sich sehr einfach durch die Kombination der Diät nach WERTHMANN (Berücksichtigung der Darmschleimhaut) mit den isopathischen Medikamenten nach ENDERLEIN behandeln (siehe Abb. 16).

- Der Pilz sollte neben der Diät nur mit isopathischen Medikamenten behandelt werden. Viele Ärzte verordnen Bakterienpräparate für die Reimplantation der enteralen Flora. Dies schadet zwar nicht, ist aber dennoch falsch: Kein Darmbakterium besiedelt den Darm über längere Zeit, wenn der Nährboden dazu fehlt. Deshalb ist die gestörte und atrophische Darmschleimhaut mittels entsprechender Kost ohne die Primärantigene (nach WERTHMANN) aufzubauen. Dies macht Sinn. Denn was nützen Bifidus oder andere angereicherte Milchprodukte, wenn sie von der Kuhmilch stammen, obwohl rund zwei Drittel der Bevölkerung bei Kuhmilch empfindlich reagieren. Ein Grossteil der Krankheiten lässt sich auf die atrophische Darmmukosa und das schlechte Darmmilieu zurückführen.

Vikariation:

Der Weg des Toxins durch den Körper

RECKEWEG war einer der Ersten

RECKEWEG war einer der Ersten, denen das Milieu beim Menschen wichtig war. Seiner Meinung nach ist die Behandlung des Milieus zentrale Voraussetzung bei der Heilung chronischer Krankheiten. So stellte er für seine Patienten Komplexhomöopathika zusammen, die das Terrain oder Milieu des erkrankten oder schwachen Organes wiederherstellen. Bei Leberkrankheiten werden demnach Mittel für das Terrain oder Umfeld der Leber (Gallenblase, Bauchspeicheldrüse oder oberer Dünndarm) verordnet.

Eine Vikariation bedeutet, dass entstehende Entzündungen, die infolge Medikamenteneinnahme nicht ausbrechen können, auf ein anderes Organ eines anderen Keimblattes übergehen. Die Vikariation ist ausserdem eine erzwungene chronische Krankheit.

Nach RECKEWEG ist das Bindegewebe (Matrix) eine Mülldeponie. Alle Ausscheidungsreaktionen laufen im Bindegewebe ab. Je nachdem, wo ein Toxin gelagert ist, reagiert der Organismus gleich, jedoch dem Organ entsprechend. Das heisst, ein Streptococcus im Rachen ruft eine Angina und in der Gallenblase eine Gallenblasenentzündung hervor. Auf jeden Fall handelt es sich um eine Entzündung. Wird diese unterdrückt (Antibiotika, Antimykotika, Immunsuppression), sucht sich der Körper ein weiteres Schwachorgan auf einem anderen Keimblatt und lässt dort eine Entzündung entstehen (z. B. eine Herzmuskelentzündung). Dies ist eine Vikariation und bedeutet das Verschieben eines unterdrückten Ausscheidungsversuches von einem Organ eines bestimmten Keimblattes auf ein anderes Organ eines anderen Keimblattes.

Der von RECKEWEG entdeckte Vikariationseffekt ist ein beachtliches Phänomen. So können mehrere aufeinander folgende Krankheiten einen einheitlichen Giftabwehrvorgang gegen ein und dieselbe Substanz darstellen. Die unterschiedlichen Beschwerden der aufeinander folgenden Krankheiten beruhen darauf, dass die einzelnen Gewebe der drei Keimblätter verschieden reagieren. Derselbe Vorgang ist nach beiden Richtungen offen. So erlebt ein Patient nach einer naturheilkundlichen Behandlung plötzlich alte, schon lange durchgemachte Krankheiten im Ansatz wieder. Man nennt dies eine Erstverschlimmerung, also eine Reaktion auf die vom Bindegewebe gelösten Substanzen. Für RECKEWEG ist dies die regressive, rückschreitende Vikariation.

Darm → ↓	**Ektoderm**	**Entoderm**	**Mesenchym**	**Mesoderm**
Exkretions-phase	Speichel *Schnupfen*	Magen-Darmsäfte Galle Pankreassaft	*Antikörper-bildung*	Milchsäure-bildung Absonde-rung der serösen Häute
Reaktions-phase	*Dermatitis* Furunkel Stomatitis *Soor* *Herpes Zooster*	*Colitis-Syndrom* *Enteritis* *Parotitis* Hepatitis Cholangitis	Abszess *Angina* Typhus *Appendizitis* *Polyarthritis*	*Cystitis* Pyelitis Nephritis Prostatitis Salpingitis *Muskel-rheuma*
Depositions-phase	*Warzen* Atherom *Nasen-polypen*	*Obstipation* *Megacolon* Struma Silikose Cholelithiasis	*Adipositas* Gicht *Lymphdrüsen-schwellungen*	*Myogelosen* *Rheuma*
Imprägnations-phase	*Migräne* Leukoplakie *Asthma* Ulcus ventr./duodeni	Asthma Ulcus ventr./duodeni *Infekt-Anfälligkeit*	Lymphatis-mus	Hydrone-phrose Vorstadien von Tumoren
Degenerations-phase	*chronische Dermatitis* *Lupus* Basaliom *Neurodermitis*	*Carcinom von Pankreas, Gallenblase, Magen-Darm*	*Leukämie*	Carcinom der Haut, Genitalien

Abb. 25 Vikariationsphänomene vom Darm

In RECKEWEGs Schema ist die Reaktionsphase als Ausscheidungsweg und die Depositionsphase sowie die nachfolgende Imprägnationsphase für den Praktiker und Laien wichtig. Die Deposition bedeutet, einen Stoff zu deponieren, der je nach Belieben wieder abtransportiert werden kann. Imprägnieren heisst, etwas zu lagern und fest an den Lagerort zu binden, das nicht mehr nach Belieben entfernt oder vernichtet werden kann. Das Toxin ist an die vorgegebenen Strukturen angeschweisst. Nur wenige Medikamente bewirken eine Lösung des Toxins (spezifische Nosoden, Sanukehle, Chinone, Sulfur).

Die Phase der Deposition beschreibt die Zeit, in der der Organismus das Zuviel an Fett oder Eiweiss, aber auch an Alkohol und Schwermetallen im Bindegewebe ablegt. Der Grundgedanke hinter dieser Tätigkeit ist das Warten auf eine bessere Gelegenheit, um alles zu verstoffwechseln und auszuführen. Ergibt sich keine Gelegenheit, weil immer zu viel zugeführt wird, werden alle Notdepots, wie die Skleren der Augen, die Leber und die Haut als Müllablagerungsstätten benutzt. Generell gilt: Die Strukturen der Matrix werden immer mehr belastet, die Informationen von den Zentren in die Peripherie (und umgekehrt) immer mehr in ihrem Fluss gebremst oder gar abgelenkt. Fehlreaktionen sind vorprogrammiert.

Der Schritt von der Deposition zur Imprägnation ist individuell verschieden. Niemand weiss, welches Toxin zu welcher Zeit imprägniert wird. Auch die Dauer des Vorganges ist unterschiedlich. Er kann lange dauern, ohne dass permanenter Schaden erfolgt. Sind die Strukturen der Matrix deutlich überlastet, dekompensiert das System. Dann werden selbst kleinste chaotische Reize aus den Störfeldern diesen Schweisseffekt veranlassen. Solche Reize können zum Beispiel eine Wurzelbehandlung, eine Operation oder unerwarteter seelischer Kummer sein. Generell werden die Strukturen der Matrix jede vegetative Leistung verlangsamen oder unterdrücken. Zuerst treten durch solche Vorgänge Fehlreaktionen auf, die in der Folge zu manifesten chronischen Krankheiten führen.

Die Loslösung von solchen imprägnierten Toxinen oder Stoffwechselprodukten ist sehr schwierig und in den meisten Fällen auch sehr langwierig. Zunächst ist abzuklären, welcher Stoff an welchem Organ die Imprägnation unterhält. Für das Orten gibt es nur zwei spezielle Verfahren, die man diagnostisch und wissenschaftlich verwerten kann. Es sind dies die Thermoregulationskurve nach ROST und die Elektroakupunktur nach VOLL[4]. Bei der Thermoregulationsdiagnostik wertet man die Temperatur der Organe aus. Die Elektroakupunktur ist ein noch sensibleres Verfahren, das die Zusammenhänge und die Abhängigkeiten zwischen dem Verursacher und dem erkrankten Organ misst. Sobald man den Störherd kennt, wie z. B. Narben, chronisch entzündete Stellen (Nasennebenhöhlen, Gallenblase, Eierstock, Gebärmutter, Blase sowie Zähne mit Wurzelfüllungen, Amalgam oder impaktierte Zähne), kann man neuraltherapeutisch mit der entsprechenden Nosode infiltrieren. Damit wird das Störfeld für einige Zeit inaktiviert.

[4] *Die Elektroakupunktur nach VOLL (EAV) wurde von Dr. VOLL in den 50er Jahren erarbeitet und ist eine diagnostische Methode mit Hautwiderstandsmessung, die deutlich den Zusammenhang zwischen Störfeld und gestörtem Organteil aufzeigt.*

Fernstörungen aus dem Darmraum

Bereits bekannt sind die Fernstörungen aus dem Darmraum von weiter entfernt liegenden Organen. Ob es sich nun um Störungen der Haut, der Gelenke oder des Atemtraktes handelt, die Medizin bezeichnet sie als «Infektionen». Der Bakterienrasen des Verdauungstraktes reicht vom Lippenrot bis zum After und tangiert verschiedenste Organe wie den Rachenraum mit der angrenzenden Nase und den Nasennebenhöhlen, die Ohren und die Lunge. Bei Entzündungen dieser Organe spielen sehr häufig die Vikariationsphänomene eine Rolle.

Folgendes Beispiel illustriert diese Zusammenhänge: Ein kleines Kind erlebt eine juckende und nässende Dermitis. Sie ist als Versuch des Organismus zu werten, eine schädliche oder allergieerhaltende Substanz aus dem Körper zu entfernen. Dieser Ausscheidungsversuch wird mit einer unterdrückenden Kortisonsalbe behandelt. Dem Körper misslingt die Giftelimination. Er wechselt auf die Darmschleimhaut und entwickelt einen rezidivierenden Durchfall. Wenn nun der Arzt das Kind erneut untersucht, freut er sich über die Heilung der Dermitis und behandelt die Enteritis mit einem Stopfmittel. Damit wird dem Körper aber ein Ausscheidungsort genommen. Er wird nun wieder auf das Hautorgan zurückgreifen oder sich ein weiteres Schwachorgan (vielleicht die Lunge) suchen. So vikariiert (wechselt) die Ausscheidung von einem Organ zum anderen. Jedesmal glauben Patient und Arzt, es handle sich um eine neue Krankheit. Die Behandlung des aktuell erkrankten Organes unterdrückt nur die Ausscheidung und zwingt den Körper zur Suche nach einer Ausweichmöglichkeit.

Fazit aus den Vikariationsphänomenen:
die Ausfuhr nicht unterdrücken, sondern unterstützen.

Lasst unsere Nahrung so natürlich wie möglich!

Allgemeine Regeln für den Umgang mit Darmkranken

Gemäss dem ersten Ernährungswissenschaftler, Prof. Dr. med. Werner KOLLATH, ist es unmöglich, alle Bestandteile der Nahrung zu kennen. Sein Leitsatz deshalb: «Lasst unsere Nahrung so natürlich wie möglich.» Zwar führt dies zu einigen Änderungen bei der Nahrungszubereitung, doch sind diese relativ gering.

Wie wichtig der Darmtrakt für das Individuum ist, beschreibt KOLLATH in seinem Buch «Der Vollwert der Nahrung» wie folgt: «Der Gebissverfall der zivilisierten Menschheit, der zwischen 90 bis 100 Prozent der Menschen ergriffen hat und bereits bei Neugeborenen mit Missbildungen beginnt, sich am Milchgebiss fortsetzt und mit 14 oder 15 Jahren oft schon Prothesen erforderlich macht, ist keine isolierte Erkrankung der Kauwerkzeuge, sondern ein lokaler Ausdruck eines allgemeinen körperlichen Verfalls. Die Parallelerscheinungen umfassen die Wirbelsäulenschäden, die Haltungsschäden, die Fussleiden, kurz alles, was das Skelett betrifft. Der Umfang der Schäden geht aber noch weiter und erstreckt sich auf die bindegewebigen Bestandteile aller Organe. Es handelt sich um ein zentrales Phänomen der gesamten Pathologie.» (1960)

Die Industrie und die Lebensmittelgrossverteiler vermitteln den Eindruck, die Nahrung sei ein Baustofflieferant, der dem Gaumen und dem Sattsein dient. Zwar hat diese Aussage durchaus seine Berechtigung. Doch ist es ein Unterschied, ob totgekochtes Gemüse und Büchsennahrung konsumiert wird oder ob Lebensmittel bevorzugt werden, die die Gesundheit und das allgemeine Wohlbefinden unterstützen. Alleine mit einer Diät zu heilen, ist unmöglich. Doch unterstützt man damit jene Kräfte, die den Körper von seinem Leiden befreien.

Erzwungene Diäten sind wirkungslos.

Zur Behandlung von chronischen Krankheiten werden die unterschiedlichsten Diäten vorgeschlagen. Die meisten sind nutzlos oder dienen lediglich der Gewichtsabnahme. Oft werden sie den Patienten geradezu aufgezwungen. Dies ist falsch. Die Patienten müssen voll hinter einer Diät stehen. Es gibt unzählige Gründe, weshalb Menschen keine Kostveränderung eingehen wollen. Sehr oft können sie dem eigenen Verlangen nicht widerstehen. Ein Therapeut muss einen negativen Entscheid akzeptieren, sonst ist dies therapiefeindlich.

Am besten erreicht man das Ziel als Therapeut, indem dem Patienten die entsprechenden Zusammenhänge aufgezeigt werden. Nur auf seiner eigenen Meinung zu beharren, bringt nichts. Es ist nicht vertretbar, aus der Diät eine Ideologie zu machen oder als Moralapostel aufzutreten. Solches Vorgehen rächt sich.

Eine Umstellung hat immer etwas mit der Einsicht des Patienten zu tun. Sobald der Patient sich taub stellt oder im Glauben leben will, dass die Nahrung keinerlei Auswirkungen auf den Körper hat, ist das Überzeugen doppelt negativ besetzt. Es nimmt dem Patienten die Möglichkeit, freiwillig seine Meinung zu ändern. Wenngleich heikel, sollte der Patient darauf aufmerksam gemacht werden, dass der Körper keine Kompromisse kennt und dass deshalb eine halbherzige Kostumstellung keine Besserung bringt. Doch insgesamt ist eine Einflussnahme heikel, egal wer sie vornimmt.

Diäthinweise für die verschiedenen Lebensabschnitte

Die Diätvorschriften sollen so verpackt werden, dass sie nicht nur den Zweck der Diät erfüllen, sondern auch vom Patienten angenommen werden können. Dabei müssen zuerst das Ziel und die Möglichkeiten aufgezeigt werden, die der Organismus und die psychische Konstellation zur Durchführung aufweisen.

Es gilt diverse Begleitumstände zu berücksichtigen:

- Handelt es sich beim Betroffenen um ein Kind oder einen Erwachsenen?
- Alleinstehend oder in einem Familienverband lebend?
- Kocht er oder sie für sich oder kocht jemand anders?
- Wird stets zu Hause gegessen oder auch auswärts?
- Steht eine Reise oder ein Fest bevor?
- Wie steht es um die anatomischen Begebenheiten wie die Beissfähigkeit (fehlendes Gebiss, natürliches Teilgebiss), fehlender Geschmack- und/oder Geruchssinn, dadurch bedingte Inappetenz, Parkinson oder fehlende Feinmotorik nach einem Schlaganfall?

- Isst er oder sie gerne Fleisch?
- Werden Süssspeisen bevorzugt?
- Bei älteren Menschen: Mögen sie essen oder verweigern sie die Nahrung?
- Ausserdem ist die Nahrungsmenge und die Anzahl Mahlzeiten zu berücksichtigen.

Zusammenfassend lässt sich sagen: Egal, ob Kind oder Erwachsener, die Umgebung und speziell die Köchin bzw. der Koch sind von den Umstellungen betroffen. Man sollte deshalb die Hauptbetroffenen zu einem Gespräch einladen und sie auf die Zusammenhänge von Nahrung und Allergien aufmerksam machen.

Säuglinge und ältere Leute

Säugling und ältere Menschen haben eines gemeinsam: die atrophische Darmschleimhaut. Während der Säugling durch die allergischen Reaktionen auf Kuhmilch an der Schleimhaut (Mukosa) erkrankt, geschieht dies bei älteren Menschen wegen ihrer physiologischen Altersatrophie. Vor allem schmerzen bei den geriatrischen Patienten die Speisen aus Eiern. Beide Altersgruppen verfügen dadurch über eine sekundäre Bauchspeicheldrüsenschwäche und einen qualitativ und quantitativ veränderten Bakterienrasen.

Junge Leute

Es ist längst bekannt, dass junge Leute zu wenig Rücksicht nehmen auf den Verdauungstrakt (insbesondere auf den Magen), die Darmschleimhaut mit ihrem Bakterienrasen und dem Pankreas. Die Bauchspeicheldrüse ist bei nahezu allen Menschen ein Schwachpunkt. Sie ist von der Darmschleimhaut und dem ortsansässigen physiologischen Bakterienrasen abhängig. Einerseits startet die Mukosa mit ihren Sekreten die Bauchspeicheldrüse und initiiert die Fett- und Eiweissverdauung, andererseits verhindert ein dysbiotischer Bakterienrasen über die Zellulosevergärung eine angemessene Bauchspeicheldrüsentätigkeit. Eine Störung äussert sich in Form von Erbrechen, Übelkeit, Völlegefühl, Durchfall und manchmal – so erstaunlich dies auch sein mag – als Niesanfall.

Die Bauchspeicheldrüse ist bei nahezu allen Menschen ein Schwachpunkt.

Entscheiden sich die Patienten für die Diät, heisst dies noch lange nicht, dass sie sich auch daran halten. Sie glauben, kleine Mengen der zu meidenden Nahrung (z. B. Milch im Kaffee) würde keine Reaktion im Darmtrakt auslösen. Dabei beschwindeln sie nicht nur den Therapeuten, sondern auch sich selbst. Besonders schwierig ist die Kostumstellung bei älteren Menschen, denn sie stehen weitgehend ausserhalb des Einflussbereichs ihrer Familienangehörigen. Obwohl gerade sie zur Vorbeugung der Altersschwäche und eventueller chronischer Krankheiten die hypoallergene Kostumstellung (nach WERTHMANN) nötig hätten.

Kleinkinder

Bei den Kleinkindern kann der Therapeut in der Regel die Eltern sensibilisieren. Doch auch dies klappt nicht immer: Aus Angst, das Kind könnte zu wenig Nahrung aufnehmen, werden Kinder oft überfüttert. Der anschliessende Durchfall oder die Verstopfung irritiert die Eltern,

Diätanleitung für Stillende aus Familien von chronisch Kranken, Allergikern und von Säuglingen mit Bauchkoliken: Zu meiden sind:
1. Kuhmilch und ihre Produkte: Butter, Topfen, Rahm, Molke, französische Salatsauce, Käse, Schokolade, herkömmliche Margarine
2. Hühnerei und seine Produkte: Kuchen, Torten, Knödel, Paniertes, Mayonnaise, Löffelbiskuits Eierteigwaren, Omeletten, Frühlingsrollen

Abb. 26 Diätanleitung für Stillende

da sie eine Infektion vermuten. Diesen Beschwerden liegen allerdings eine Eiweissüberlastung oder eine Empfindlichkeit versteckter Antigene in Speisen (Milch/Ei) zugrunde. Dazu muss man den Blähbauch und die unangenehmen Bauchkoliken (Nabelkoliken, Drei- bzw. Viermonatskoliken) zählen.

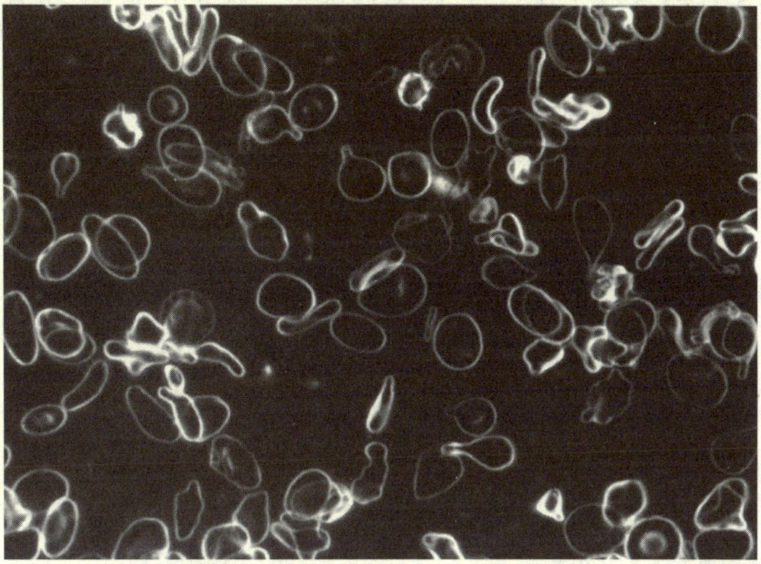

Abb. 27 Dunkelfeld mit hoch valenten Formen

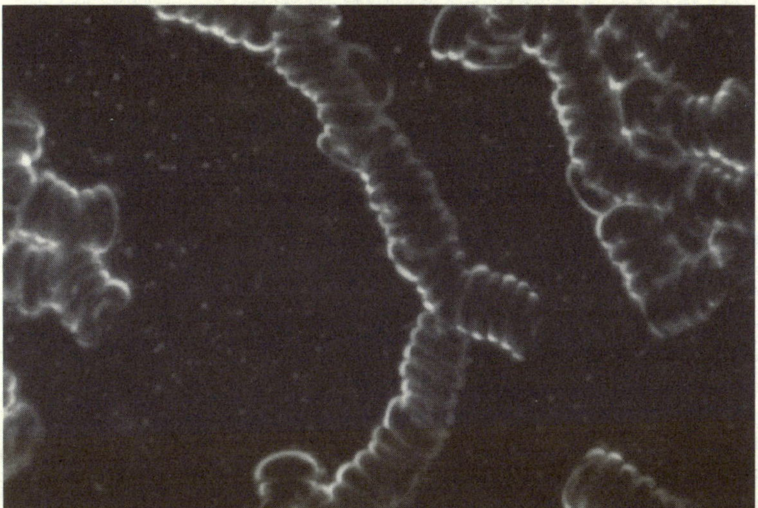

Abb. 28 Dunkelfeld mit Geldrollen/Filite

Die Bauchkoliken haben meist kein fassbares pathologisches Substrat. Hin und wieder kann man den spastischen Darm palpieren. Im Gegensatz dazu besteht beim Säugling ein durch Eiweiss oder Kuhmilchantigene überlastetes Abdomen, was über die Inspektion und Palpation nachgewiesen werden kann. Man stellt die weit ausladenden Flanken, das über dem Thorax liegende Bauchniveau und nicht selten Übergewicht fest. Die Blutwerte liegen in den meisten Fällen im Normbereich. Einige weisen zu wenig Eisen auf, bei anderen sind die Thrombozyten (Blutplättchen) an der oberen Normgrenze. Ihre Blutausstriche zeigen in der Dunkelfeldmikroskopie Zeichen von Übereiweissung (Abb. 28 Dunkelfeld mit Geldrollen/Filite) an.

Die Geldrollenbildung und die Filite zeigen sich vor allem bei Übereiweissung. Die Filiten sind eine lineare Verkoppelung von Abertausenden von Protiten auf einer Ebene. Die Verklebung der roten Blutkörperchen (Geldrollenbildung) erfolgt über die Abbindung des negativ geladenen Proteins durch die positiv geladenen Erythrozyten. Eigentlich ist es eine Verkoppelung von Millionen von Protiten an der Erythrozytenwand. Ein junger Körper wird das Protein schneller verbrennen und ausscheiden. Dank seiner Elastizität wird er solche Blutphänomene viel leichter überwinden als der erwachsene Körper. Es ist vorstellbar, dass das Filitnetz (aus hämatologischer Sicht Fibrinogen) und die Erythrozytensäule kleinste Endstromarterien verkleben und den Durchfluss behindern (Innenohr: Tinnitus oder Ohrgeräusche, Herzinfarkt) oder sich an der Arterienwand anlegen (Thrombose, Plaques).

Die Koliken können auch bei gestillten Kindern vorkommen, wenn die Mutter viele Eier- und Milchprodukte isst. Die Antigene gelangen über die Muttermilch in den kindlichen Körper. Deshalb werden die stillenden Mütter auf das «Informationsblatt für Allergiker auf Kuhmilch und Hühnerei» verwiesen.

Protein-Verzuckerung

Bei vielen älteren Menschen ist die Protein-Verzuckerung ein Problem, doch wird dies von den Therapeuten oft zu wenig beachtet. Das Essen enthält zu viel Eiweiss, Zucker und Kohlenhydrate. Der Körper kommt zwar damit zurecht, doch kann der Preis dafür der Verlust des

Turgors (vor allem der Haut) und der Elastizität sein. Vielleicht leistet dieser biochemische Vorgang gar der Osteoporose Vorschub. Bei der Erstellung des Menüplans ist darauf zu achten, dass weder zu viel Protein noch zu viel Zucker enthalten ist. Die Protein-Verzuckerung hängt ausserdem direkt von der Darmschleimhaut und ihrem bakteriellen Biotop ab: Je besser die Mukosa, desto ungefährlicher wird diese Einrichtung.

Bei der Protein-Verzuckerung handelt es sich eigentlich um eine Überzuckerung des Körpers, die Glykosylation des Proteins. In der Zusammenarbeit zwischen beiden Systemen liegt der Alterungsprozess. Im Haushalt ist es der Effekt der nichtenzymatischen Reaktion zwischen Glukose und Protein wie beim Braten des Fleisches oder Backen der Brotkruste. Im Körper läuft es ähnlich ab. Die Reaktion zwischen der Aldehydgruppe der Glukose (CH-O) und der Aminogruppe der Eiweisse (NH_2) ist die Vereinigung zu sogenannten Schiff'schen Basen. Diese sind labil, denn bei Eintreten saurer Reaktionen fallen sie sofort wieder auseinander und beide Wirkstoffe werden wieder wirksam. Als Beispiel dazu dienen Histamin (eine Aminosäure) und das Azetaldehyd aus dem intermediären Stoffwechsel oder Histamin und Formaldehyd, die im alkalischen Milieu auf diese Weise wenigstens temporär entgiftet werden. Letztlich entsteht ein stabiles Amadori-Produkt, das unter Wasserabgabe eine neue Verbindung mit Glukosemolekülen eingeht. Damit wird einer neuen Verbindung zwischen der Glukose (CH-O) und weiteren Proteinen (NH_2) der Weg geöffnet (engl.: advanced glycosylation endproducts). Dieser Prozess erfolgt hauptsächlich über die Eiweissverbindung Kollagen, die durch Zucker (Glukose) in den Organen des Bindegewebes, den Muskeln, Sehnen und Knorpeln die Flexibilität deutlich beeinträchtigt. Solche Quervernetzungen schliessen auch Fettteile und Immunglobuline ein. Wichtig ist: Je höher der Zuckerkonsum, desto höher der Blutspiegel der Amadori-Proteine.

Dieses Geschehen verläuft weitgehend unbemerkt. WARNKE beschreibt die Beschwerden wie folgt: «Die Überzuckerung erzeugt: Abgeschlagenheit, Unfähigkeit, sich senkrecht zu halten, Gleichgewichtsstörungen, Angstanfälligkeit, Konzentrationsschwäche, Übelkeit, Brechreiz, eventuell Kopfschmerzen. Dabei handelt es sich um Beschwerden eines alternden Menschen, die wenig mit Allergien zu tun haben und dennoch deutlich vom Zustand der Darmschleimhaut abhängen. Um diesem Zustandsbild vorzubeugen, benötigt man eine spezielle Zellart, die Makrophagen. Sie spüren die verzuckerten Verbindungen und vernichten sie. Die Makrophagen werden aber von einer weiteren Zellart, den T-Zellen (Lymphozyten), gestartet und animiert. Die Brutstätte der T-Zellen sind die Peyer'schen Plaques. Diese atrophieren oder schwellen an, je nach Zustand der Darmschleimhaut. Je besser der Mukosazustand, desto mehr Makrophagen entstehen und desto eher werden diese Zucker-Eiweiss-Verbindungen zerstört.

→ Der Zustand des Bindegewebes, der Sehnen, Muskeln und Gelenke (allgemein der Körperorgane) hängt direkt von der Darmschleimhaut ab. Ohne eine intakte Makrophagentätigkeit schreitet der Alterungsprozess rasch voran. Dieser Prozess lässt sich durch Reduktion der Eiweiss- und Zuckeranteile in der Nahrung verlangsamen.

Neben dem Eiweiss können die Freien Fettsäuren zu Problemen führen.

Die völlige Unlöslichkeit der Fette im Wasser und die damit verbundene hohe Oberflächenspannung an den Grenzflächen erschwert die Arbeit der Enzyme wesentlich. Dazu dienen die Gallensäuren. Dadurch können die Darm- und Pankreaslipasen die Fette verseifen und die Hydrolyse der Fette in Glycerin und Fettsäuren auslösen. Etwa 60 Prozent werden im Dünndarm resorbiert und als Depotfett abgelagert. Das Glycerin steht in enger Beziehung zum Kohlenhydratstoffwechsel (Synthese). Zur Erinnerung: Der Körper kann Fett in Kohlenhydrate bzw. Aminosäuren verwandeln oder Fette aus Kohlenhydrat oder Eiweiss synthetisieren. Die Freien Fettsäuren, also nichtveresterte Fettsäuren, sind im Serum an das Albumin gebunden. Sie haben gegenüber anderen, ausserordentlich wichtigen Stoffen wie Kalzium, Magnesium, Cholesterin, Bilirubin und Selenit Vorrang. Bei zu hoher Konzentration kommt es zum Transportstopp der anderen Elemente. Diese fehlen dann beim Stoffwechsel. Die Freien Fettsäuren sind oberflächenaktiv und zerstören die Gefässwände.

Besonders wichtig erscheint das Problem der Glukoseaufnahme ins Gewebe. Die bei der Fettsäurenoxydation anfallenden Stoffwechsel-Zwischenprodukte (Azetyl-Co A, Zitrat) hemmen die Glukoseaufnahme und den Glukoseumsatz vom Blut ins Gewebe. Daraus kann sich eine Hyperglykämie entwickeln. Bei zu viel Zuckerkonsum wirkt die Glukose im Blut pathologisch. Dadurch können all jene Krankheiten ausbrechen, die bei Diabetes typisch sind. Dies wird durch mehrere Faktoren ausgelöst. Zuckergenuss, übermässiger Alkoholkonsum, psychische Stressfaktoren, Koffein/Thein oder Magnesiummangel fördern die Freisetzung von Freien Fettsäuren. Nach neuesten Untersuchungen ist ein zu hoher Fettsäurenspiegel für die Bauchspeicheldrüse schlecht – die Fettsäuren stimulieren das Enzym Cholezystokinin (CCK), was eine Entartung der Bauchspeicheldrüse fördert. Bei Untersuchungen zeigte sich, dass der hohe Gehalt an Freien Fettsäuren in Maisöl am stärksten stimulierte und das Rinderfett am wenigsten. Ebenso steigert die Ölsäure den Enzymspiegel wesentlich stärker als die Stearinsäure. Damit zeigt sich, dass bei der Diskussion um die Wertigkeit der Margarine meist falsch argumentiert wird: Sie ist besser für die Bauchspeicheldrüse als andere Fette und Butter. In diesem Zusammenhang ist es interessant, dass nach WARNKE nicht alle tierischen Fette bezüglich der Cholesterinvermehrung als ungesund zu betrachten sind. So senkt das Schweineschmalz das Cholesterin zweimal besser als Palmen- oder Kokosfett.

Diese Erkenntnisse mag man als rein akademische Spitzfindigkeiten abtun. Doch wer meint, sie seien irrelevant, irrt. Kuchen und Torten, schwere fett- und eihaltige Speisen, wie sie in gewissen Regionen (z. B. im süddeutschen Raum) verbreitet sind, sind für viele Menschen eindeutig zu «schwer» bzw. für ihr Pankreas «unmöglich». Besonders für Senioren sind schwere fett- und eihaltige Speisen keine geeignete Kost. Problemloser ist die einfache Hausmannskost. Sie muss allerdings ohne Eier und Zucker und mit nur geringem Anteil an Kohlenhydrat bzw. Protein aufgebaut sein.

Von Interesse ist, dass die Ballaststoffe (frisches Obst und Gemüse) mehrheitlich aus Kohlenhydraten bestehen, die teils über Pektine und verwandte Verbindungen, teils durch ihre Quellfähigkeit und ihre Adhäsionskräfte die Verdauung und Resorption von Zucker und anderen Kohlenhydraten verzögern. Dabei verteilen sich die Saponine und Lektine nicht nur im oberen Dünndarm, sondern über den gesamten Darm und schleusen deshalb die Kohlenhydrate auf der ganzen Fläche langsam und kontrolliert ins Blut. Blutzuckerspitzen, eine Hyperglykämie und der Hyperinsulinismus treten seltener auf. Ebenso wird der Fettstoffwechsel durch die Ballaststoffe deutlich verbessert. Die Psylliumsamen und das Guraran können deutlich das im Blut kreisende Cholesterin senken (HDL bleibt erhalten, LDL wird gesenkt). Meist genügen Karotten, Erbsen, Bohnen und Sojabohnen.

Der Genuss von Alkohol wird auch im Zusammenhang mit alternden Menschen immer wieder kontrovers diskutiert. Es ist nicht nötig, generell darauf zu verzichten. Kleine Mengen schaden nicht. Man denke nur an die appetenzanregende Wirkung eines Aperitifs oder an den Cognac bei Gichtanfällen, der einen Sekretionsreiz auf die enterale Mukosa und die Bauchspeicheldrüse auslöst.

Die Bildung des Cholesterins wird vorwiegend dem Fetthaushalt zugeschrieben und kann ohne weiteres durch eine Überlastung durch zu viele Aminosäuren im Serum bedingt sein. Bei entsprechenden klinischen Beschwerden ist dies in solchen Fällen Zeichen einer latenten Gicht. Gichtkranke benötigen deshalb kleinste Cognacmengen, damit die ausscheidungsbedürftigen Aminosäuren im Alkoholfeuer verbrannt werden. Dies bedeutet nicht etwa, dass Gichtkranke die Schmerzen im Alkohol «ertränken», sondern hier löst der Alkohl einen Sekretionsreiz auf die atrophische Mukosa und die Bauchspeicheldrüse aus. Damit werden die Fette schneller der Verbrennung zugeführt, was eine Entlastung der Depots bedeutet. Ausserdem kommt die Eiweissausfuhr in die Gelenke zum Stillstand.

An und für sich ist ein erhöhter Cholesterinspiegel im Blut unproblematisch. Es ist schliesslich bekannt, dass Cholesterin in fast allen körperlichen Organen produziert wird. Das Nahrungscholesterin hat auf das Cholesterin im Blut wenig Einfluss. Lediglich einzelne Fettsäuren wie die Palmitin-, Laurin- oder Myristinsäure heben das Cholesterin im Blut an, und Schweineschmalz senkt und Kokosfett hebt den Spiegel. Überhaupt ist eine hohe Ausscheidung von Gallensäuren für die Cholesterinausscheidung förderlich. Indirekt ist damit der Cholesterinspiegel ein Hinweis auf eine Leberinsuffizienz oder Gallensteine. Inzwischen diskutieren Fachleute die Frage, ob ein zu niedriger Cholesterinspiegel unter dem Strich nicht problematischer ist als ein zu hoher. Ein zu niedriger Spiegel beeinträchtigt die Immunfunktion, die Phagozytose der Makrophagen, und lässt die Leukämie ansteigen.

Auf der Kohlenhydratseite kann dasselbe passieren, allerdings eher bei den Jugendlichen: Drei bis vier Tafeln Schokolade, viel Süssigkeiten und literweise gezuckerte Fruchtsäfte gehören fast schon zum Alltag. Sogar Coca-Cola light ist ein Appetizer – ein die Appetenz anregendes Stimulans. Wen wundert es, wenn anschliessend zwei, drei Wurst- oder Leberkäsebrote hinuntergeschlungen werden!

Manchmal erinnert dies an eine Fresssucht, die zugleich Zeichen von Energiemangel im Gehirn sein kann und eine massive Adrenalinausschüttung als Gegenreaktion auslöst. Das zuckerhaltige (kohlenhydratreiche) Essen dient solchen Menschen als Beruhigung und Spannungslösung. Wahrscheinlich kommt es bei genügender Glukose im Hirn und im Gewebe zu keinem Adrenalinausstoss. Eine Rolle spielt auch das Opita Enkephalin. Dieses Enzym meldet über die Rezeptoren in der Darmwand den Füllungsgrad des Darmrohres und über die Fasern im Rückenmark das Sättigungsgefühl. Es ist ein Enzym für einen ganz normalen, aber lebenswichtigen Bereich. Der Hunger wird abgestellt. Es macht unter bestimmten Umständen süchtig wie echtes Morphin. Um dem Suchtgefühl nachzukommen, bilden sich sogar mehrere solcher Rezeptoren – chronische Krankheiten wie Fettsucht, Bulimie, Süchtigkeit brechen aus.

Eine junge Mutter sagte mir in der Therapie einst, wenn im Lebensmittelgeschäft etwas Neues angeboten werde, wolle sie dies ausprobieren. Darin kommt nicht nur die Haltung unserer Konsumgesellschaft zum Ausdruck, sondern auch die Angst vor dem sozialen Out (man will mitreden können, den Geschmack beschreiben, die Produkteverpackung kommentieren usw.). Lieber will man Kohlenhydrate einnehmen und anschliessend Pillen schlucken als verzichten. Die meisten Menschen wissen eigentlich, was ihrem Darm bzw. ihrem Körper gut täte.

→ Wenn Jugendliche keine Diät akzeptieren wollen, kann es mit der Trennkost nach HAY (siehe Abb. 29) versucht werden.

Wie sehr das Essen sich auch im Blut widerspiegelt, kann an den Blutbildern im Dunkelfeld erkannt werden. Wegen des erhöhten Blut- und Eiweissumsatzes bei Kindern sind diese Dunkelfeld-Blutbilder sicher nicht gleich zu beurteilen wie jene der Erwachsenen. Trotzdem sind sie interessant. Nach Meinung des Autors zeigen sie die Tendenz, wie der Eiweisskonsum und die konsekutive Übersäuerung sich im Blut auswirkt. Die Natur hat die Kinder mit einem Vulkanismus ausgestattet. Die Kinder reagieren viel besser und schneller auf Änderungen im Speiseplan, so dass oft schon nach zwei Wochen die Dunkelfeld-Blutbilder diametral zu den Erstbefunden stehen (Abb. 28 Dunkelfeld mit Geldrollen/Filite).

Besonderes Augenmerk gilt der Tischkultur. Auf Fernseher und Zeitungslesen sollte verzichtet werden. Hitzige Debatten über Noten und andere Probleme sowie mangelnde Zeit zum Essen sind für die Verdauung nicht unbedingt förderlich, denn dadurch wird der sogenannte sympathische Teil des vegetativen Nervensystems erregt. Der Sympathikus ist weitgehend für den Kampf bzw. die Abwehr eingerichtet, und bei solcher Tätigkeit ruhen die Verdauungsorgane. Es darf nicht wundern, wenn deshalb beim Abbau Fehlprodukte entstehen, eine Magen-Darm-Ulcera ausgelöst wird und Allergien verstärkt auftreten. Solchen Leuten ist die Trennkost nach HAY zu empfehlen.

Die HAY'sche Trennkost

Der amerikanische Arzt Dr. Howard HAY zeigt mit seiner Trennkost, dass es einerseits Säure- und Basenbringer gibt, andererseits Säure- und Basenbildner. Unsere Grundnahrung, frische und gekochte Vegetabilien, Fleisch, Brot, Mehlspeisen, Zucker, Getreide und Kaffee sind nicht nur Säurebringer, sondern auch Säurebildner. Unser Organismus ist darauf eingestellt, alles Angesäuerte mit Basen abzupuffern, das heisst, zu neutralisieren. Die Basenspender sind hauptsächlich frisches Obst, Gemüse und Fische.

HAY'sche Trennkost		
Eiweissreiche und kohlenhydratreiche Lebensmittel dürfen nicht gleichzeitig konsumiert werden.		
Eiweiss	Obst/Gemüse	Kohlenhydrate
alle Fleisch-/ Wurstwarten		Brot, Semmeln (allg. Mehlspeisen)
Fische		Zucker, Honig
Milchprodukte (inkl. Butter und Schlagrahm)		Kartoffeln Reis
Sojamehl		Rüben, Feigen, Bananen
saures Obst, Kernobst		Grünkohl
Beerenobst		
	←---------- ----------→	

Abb. 29 HAY'sche Trennkost

Eiweissreiche Kost:	*alle Fleischsorten* in rohem und gegartem Zustand wie Braten, Rouladen, Steaks, Hackfleischgerichte, Gulasch, Sauerbraten, Keule, Geschnetzeltes, Kotelett
	alle gegarten Geflügelarten wie Pute, Gans, Ente, Grillhähnchen, Poulardenbrust
	alle rohen und gegarten Wurstsorten mit und ohne Schweinefleisch, Leberkäse, Corned Beef
	ungeräucherte Fischsorten, Schalen- und Krustentiere in gegartem Zustand von Scholle bis Forelle, Muschel bis Krebs

	Eier und Milch aller Fettstufen, alle Käsesorten, gekochte Tomaten (auch aus der Dose)
	alle Beerenfrüchte (ausser Heidelbeeren)
	alle Kern- und Steinobstsorten sowie alle *Zitrusfrüchte*
	alle südländischen (exotischen) Früchte (ausser Bananen)
Neutrale Kost:	Sie darf innerhalb einer Mahlzeit sowohl mit den eiweissreichen als auch den kohlenhydratreichen Nahrungsmitteln vermengt werden:
	alle Fette, besonders die kaltgepressten Öle, ungehärteten Margarinesorten (ungesättigte Fettsäuren)
	alle Weisskäsesorten: Schafkäse, Ziegenkäse
	roher marinierter, geräucherter Fisch
	Gemüse, Salate und Pilze: Auberginen, Artischocken, Brokkoli, Blumenkohl, grüne Bohnen und Erbsen, Fenchel, Gurken, Lauch, Karotten, Paprika, Rote Beete, Rosenkohl, Sellerie, Spargel, Spinat, rote Tomaten, Zucchini, Blattsalate, Austernpilze, Champignons, Pfifferlinge, Stein- und andere Pilzsorten
Kohlenhydrate:	alle Getreidesorten, Buchweizen, alle Vollkorngetreide-Erzeugnisse
	Gemüse-/Obstsorten: Topinambur, Schwarzwurzeln, Grünkohl, Bananen, Feigen, ungeschwefeltes Trockenobst, Datteln, mürbe Äpfel
	Süssungsmittel: Ahornsirup, Honig, Frutilose, Birnen-/Apfeldicksaft

Die HAY'sche Trennkost basiert auf der Grundidee, dass man die Grundteile des Essens nicht beliebig vermengen kann. Es ist möglich, Kohlenhydrat mit Obst und Gemüse zu mischen oder Eiweiss zusammen mit Gemüse und Obst zu essen. Zu unterlassen ist die Kombination von Eiweiss und Kohlenhydraten, wie sie in über 90 Prozent aller Menüs vorkommt. Ein Fleischbraten mit Kartoffeln und Reis ist nach HAY unmöglich, ebenso Käse- oder Wurstbrot.

Diese Diätform bedeutet eine harmonische Abstimmung auf die drei wichtigen Bestandteile unserer Kost: Eiweiss, Kohlenhydrat sowie Obst und Gemüse. Dadurch werden die Verdauungsorgane bei der täglichen Nahrungszerlegung nicht übermässig strapaziert. Eine hundertprozentige Trennung ist nicht möglich, hingegen das Vermeiden eines Ungleichgewichts. Diese Kostform wird ja auch nur als Einstieg in die Umstellung der Einstellung zum Darm angeführt. Die Nahrung zu trennen, ist nicht schwierig. Die drei wichtigen Bestandteile werden als die drei Säulen bezeichnet. Entsprechend ihrer Bewertung werden die Lebensmittel in die einzelnen Felder eingetragen. Der nächste wichtige und streng zu beachtende Punkt ist die Forderung, dass die eiweisshaltigen Speisen und Kohlenhydrate der Nahrung nicht gleichzeitig eingenommen werden dürfen. Man kann daher ein Stück Brot mit Salat oder Gemüse (ungestaubt = ohne Mehlzusatz) essen oder ein Stück Wurst, Fleisch, Käse, Ei mit Gemüse oder Frischsalat. Ein Wurst-Käse-Brot, Braten mit Knödeln oder Brot sind zu meiden; Paniertes (Semmelbrösel und Ei/bzw. Milch) als Zutaten sind verpönt.

Diese Trennkost kommt dem Gedanken von ENDERLEIN und WERTHMANN nahe, wonach die Primärantigene fast ganz aus dem Speiseplan entfernt werden sollen. Wer will schon Käse alleine essen oder Knödel ohne Eier? Schokolade als Mixtur von Kohlenhydraten und Eiweiss fällt völlig durch das Raster. Man muss allerdings bedenken, dass auch verschiedene Obst- und Beerensorten den Charakter von Eiweiss oder Kohlenhydraten aufweisen können.

Nach dem Einstieg über die HAY'sche Trennkost lässt sich der Allergiker oder der chronisch Kranke wesentlich leichter zu der Kostumstellung ohne Hühnereier- und Kuhmilchprodukte bewegen.

Essschwierigkeiten bei alternden Menschen

Wenn der Mensch krank wird, leiden nicht nur das Gemüt oder das erkrankte Organ, sondern vor allem der Verdauungstrakt. Dies wird oft belächelt und ist deshalb eines der grössten Probleme in der Medizin. Nicht einmal das Pflegepersonal nimmt beim Menüplan Rücksicht auf die Bauchspeicheldrüse der Kranken, weder im Kinderspital noch im Altersheim. Riesenportionen werden serviert.

Der Alterungsprozess zeichnet sich durch abnehmende Aktivität der Nahrungssekretion mit entsprechend schlechtem Nahrungsaufschluss und nachlassender Leistungskapazität des Leberparenchyms aus. Damit und über den Verzuckerungseffekt der Eiweisse wird ein verringerter Glukoseumsatz durch Einschränkung der Funktion der Betazellen im Pankreas verbunden. Dadurch wird vermehrt Eiweiss in Form von Kollagenen in den Proteoglykanen und Glukosaminglykanen in der Grundsubstanz gespeichert. Dies ist unangenehm, denn es verlangsamt alle Reaktionen.

Die Ernährung der alternden Menschen ist sicher nicht anders als bei jüngeren, doch kann es vorkommen, dass das Verhältnis der Nährstoffdichte zum Energiebedarf gestört wird. Menschen über 65 Jahre benötigen weniger Kalorien, aber dieselbe Fülle an lebensnotwendigen orthomolekularen Mineralien. Ihre Kost muss deshalb energiemässig reduziert werden, aber gleichzeitig viel Mikronährstoffe aufweisen. Die Nährstoffdichte setzt sich aus Vitaminen, Mineralien, Spurenelementen und Aminosäuren zusammen. Nach HEINE ist der oxydative Stress später grösser als in jungen Jahren. Der oxydative Stress ist die nichtenzymatische Glykolisierung und damit eine Anhebung der Gewebsazidose. Er basiert einerseits auf einseitiger oxydativer Kost und andererseits auf der atrophischen enteralen Mukosa. Aufgrund der Sauerstoffatmung besteht immer die Gefahr des oxydativen Prozesses mit Bildung von überschiessenden Radikalionen. Diese sind gefährlich, denn sie führen zum Einsatz von Radikalfängern. Nährstoffbiologisch muss die Ernährung daher reduktiv sein, also weitgehend aus naturbelassenen Lebensmitteln bestehen. Bei vorwiegend oxydativer Kost entsteht eine latente Säurelastigkeit, die man mit Alkala N® (1 bis 2 Kaffelöffel pro Tag in heissem Wasser) abpuffern kann.

Viele Menschen kaufen in jungen Jahren mit der Gesundheit das Geld und im Alter mit dem Geld die Gesundheit. In diesem Lebensabschnitt wünscht man sich die Gesundheit mehr als das Geld. Doch ist es falsch, zu glauben, man könne sich Gesundheit erkaufen, und kein Therapeut sollte sich im Glauben wiegen, er könne Gesundheit verkaufen. Jeder muss seine Grenzen kennen, Patient wie Therapeut. Was nicht mehr da ist oder verändert wurde, lässt sich nicht mit Geld herzaubern.

Viele Menschen kaufen in jungen Jahren mit der Gesundheit das Geld und im Alter mit dem Geld die Gesundheit!

Fettverdauung

Wenn über 50-Jährige Schwierigkeiten beim Verdauen von Fett haben, sind dies erste Zeichen eines verminderten Gallenflusses und einer eingeschränkten Bauchspeicheldrüsenaktivität. Ein eingedickter Gallensaft oder Steine können den Abfluss behindern. Verstopfung oder anhaltender Durchfall sind nicht Ursache, sondern Folge der Bauchspeicheldrüseninaktivität bzw. einer Fehlbesiedlung im Dünndarm. Das wichtigste Moment ist die *Atrophie der Darmschleimhaut.* Je nach Zustand kommt es zu verspätetem Start oder zu gar keiner Aktivierung der Bauchspeicheldrüse. Zusätzlich bestehen Schwieigkeiten bei der Zerlegung der Zellulose. Der Gas- oder Gaskotbauch bestätigt dies. Der Patient bemerkt dies an den Atembeschwerden, die infolge des Zwerchfellhochstands entstehen. Gut erkennen lässt sich der Gasbauch beim Bücken. Gleichzeitig mit dem Ablassen von Gas kommt es zum Absetzen von Schleim, was als Durchfall gewertet wird.

Blutfette werden über Lipoproteinlipasen abgebaut. Diese Enzyme stammen von den sezernierenden Drüsen (die sich neben der zugeführten Nahrung befinden) sowie der Skelettmuskulatur, die beim Muskeltraining mobilisiert wird. Dies erfordert vom alternden Menschen Bewegung, die dann die Lipasen ins fliessende Blut abgibt. Damit kann der Arteriosklerose Einhalt geboten werden. Sie hängt von der täglichen Vitamin-C-Einnahme und der Reduktion der Lipoproteine ab. Zu diesen Lipoproteinen gehört auch das Fibrinogen, das bei erhöhter Verschlackung der Grundsubstanz aus der erhöhten Cholesterinsynthese in den Leberzellen entsteht.

Cholesterin

Das Cholesterinproblem ist hausgemacht. So wie die Anzahl der Candida-Organellen pro Gramm Stuhl die Schwermetallbelastung anzeigt, so ist auch das Cholesterin ein Indikator für die Belastung mit freien Radikalen. Es hat einen positiven Effekt. Je mehr freie Radikale im Körper herumschwirren, desto eher bildet die Zelle Cholesterin und schützt sich gleichsam vor den freien Radikalen. Nach WARNKE beweist dies, dass der mitunter hohe Cholesterinspiegel bei Kindern eben auch durch die hohe Belastung von freien Radikalen verursacht wird. Aus all dem ist zu schliessen, dass man das

Cholesterin im Blut nicht unbedingt senken soll, da sonst andere Antioxydanzien wie das Selen einspringen müssen. Selen wird vorwiegend für die Regeneration von Vitamin E benötigt. Schlussfolgerung: Keine Anticholesterintherapie ohne ausgiebige Selen- und Vitamin-E-Medikation. Psylliumfasern senken sofort und nachhaltig den Cholesterinspiegel.

Konsekutive Bluteindickung

Die Folgen der konsekutiven Bluteindickung mit Krankheiten wie Bluthochdruck, Schlaganfall, Herzinfarkt oder Thrombosen sind oft im allgemeinen Unverständnis gegenüber dem Alter begründet. Ein älterer Mensch kann nicht mehr in dem Mass kompensieren wie ein junger, deshalb sollte er weniger tierisches Eiweiss und Zucker zu sich nehmen. Seine Überlastung zeigt sich in der Erhöhung der Blutviskosität und in den verschiedenen angeführten Beschwerden, vor allem in Hautentzündungen. Die Exantheme, der Juckreiz oder die Ulcera cruris sind meist Folgen eines insuffizienten Ausscheidungsvermögens. Nicht immer ist gleich an eine Allergie zu denken, sondern es kann sich durchaus um mangelnde Enzym- und Vitamintätigkeit handeln. Von grossem Nutzen ist die Auffüllung der Depots mit Spurenelementen.

Meist ist die Funktionsstörung des Darmes eine Verstopfung, bei der bis zu 1½ kg Stuhl zurückgehalten werden.

Meist ist die Funktionsstörung des Darmes eine Verstopfung, bei der bis zu 1½ kg Stuhl im Bauch zurückgehalten werden. Diese Kalk- oder Magnesiumseifenstühle weisen eine «Fensterkitt»-Konsistenz auf, was zu trägem Weitertransport, das heisst einer vorgetäuschten Verstopfung, führt. Mitunter sind dies steinharte Knollen. Beim Stuhlen dehnt die Masse die ohnehin schon schlaffe Aftermuskulatur bis zum Dreifachen aus. In solchen Fällen sind Abführmittel zu verordnen, die den Stuhl auflösen, ohne die Darmwand zu tangieren. Als

Ursache darf zu wenig gekochtes Gemüse oder eine zu grosse Obstportion bei gleichzeitig hohem Milchverbrauch angenommen werden.

Durchlässiger Darm

Mit den Jahren tritt bei älteren Menschen ein sogenannt durchlässiger Darm und eine Autointoxikation auf (nach REINSTEIN). An beidem ist die atrophische Mukosa beteiligt. Deshalb muss das Essen entsprechend angepasst werden. Nachfolgend sind die Beschwerden aufgelistet, die jeweils mit dem Alter begründet werden, aber nicht gezwungenermassen auftreten müssen:

- körperlicher Leistungsabfall, Müdigkeit
- Schlaf-, Konzentrations- und Merkfähigkeitsstörungen
- mangelnde Abwehrkräfte
- Wetterfühligkeit, öfteres Frösteln
- Appetenzstörungen
- chronische Obstipation, Blähungen, Durchfall
- Bandscheibenprobleme, Ischiasentzündungen
- Polyarthritis
- Bluthochdruck, Schlaganfall, Herzinfarkt, Thrombose

Die herkömmlichen medikamentösen Massnahmen erfordern sehr oft grosse Mengen an Pillen, die der Darm zu verdauen hat. Auch dies schadet dem Darm. Bei Juckreiz und Hautausschlag sollten so viele Medikamente wie möglich abgesetzt werden. Vor allem sind die Interaktionen der Medikamente untereinander zu beachten. Viele Arzneimittel gegen Hochdruck und Thrombosen sowie zur Embolieverhütung lassen sich durch die Milieutherapie in Kombination mit isopathischen Medikamenten ersetzen. Eine Milieutherapie dauert Jahre.

Exokrin gestörte Bauchspeicheldrüse

Die exokrin gestörte Bauchspeicheldrüse kann auch endokrin nicht mehr voll arbeiten. Es kommt zu Altersdiabetes, der beim Konsum

von Kuhmilchprodukten verstärkt wird.
Deshalb:

- Bei allen Hautkrankheiten und Störungen des Verdauungstraktes immer an den Diabetes mellitus denken!
- Bei der Exploration die Trinkgewohnheiten abklären und ein Blutzucker-Profil erstellen!

Was auch immer der Grund für den Aufenthalt in einem Alters- oder Pflegeheim ist, der Heimbewohner benötigt eine den anatomischen und physiologischen Gegebenheiten gerechte Kost. Ähnliches gilt auch für den Spitalpatienten. Auch er ist einer speziellen Belastung durch Liegen, Operation usw. ausgesetzt. Hat er nicht täglich Stuhlgang, erhält er Abführmittel und bei Durchfall Pampers. Es ist erstaunlich, wie stark die Diät ohne Kuhmilch- und Hühnereierprodukte in den Küchen von Altersheimen und Krankenhäusern auf Widerstand stossen. Dies dürfte allerdings u. a. darauf zurückzuführen sein, dass die Klinikleitung auf diese Fragen nicht sensibilisiert ist.

Die Kost für ältere Menschen hat verschiedenen Kriterien gerecht zu werden. Viele Diätassistenten und Ernährungswissenschaftler achten hauptsächlich auf die Kalorien, den Energiebedarf und die Ballaststoffe. Ausserdem wollen sie das Essen so zubereiten, wie dies die Patienten zu Hause getan haben. Dies ist aber unlogisch, liegt doch vielen Krankheiten gerade die jahrelange falsche Ernährung zugrunde. Denn zu Hause wird häufig eher ungesunde Nahrung gekocht.
Zum Beispiel

- Eintöpfe, wie sie heute gewöhnlich zubereitet werden, sind für die Organe schädlich;
- ein im Mikrowellenofen aufgewärmtes Essen ist «tot»;
- Nahrung, die vorwiegend Eier- und Milchprodukte enthält sowie mit fein gemahlenem Mehl und Fabrikzucker, chemischen Konservierungsmitteln, Farbstoffen, Emulgatoren und anderen Fremdstoffen durchsetzt ist, kann keine wirksame gesunde Ernährung zustande bringen.

Solche Nahrung rutscht durch die atrophische Darmwand und verstopft die letzten Deponierungsmöglichkeiten. Dabei geht die aktive Aufnahme zugrunde. Nur die wertvollen Speiseteile werden aktiv aufgenommen. Sie bleiben im Darm und gehen mit dem Stuhl ab. Beim alternden oder kranken Menschen werden dadurch Allergien sowie Bauchspeicheldrüsenbeschwerden gefördert. Notwendig sind deshalb Medikamente, die den Darm mit Ballastmitteln zum Arbeiten anregen und zugleich genügend Mineralien und Coenzyme dem Körper zuführen wie z. B. Mega Colon Clean®.

Zu Hause wird das Essen selten der Gesundheit und dem Alter entsprechend zubereitet.

Ältere allein stehende Menschen würden gerne ein- bis zweimal pro Woche in einer Familie zu Mittag essen. Dies ist verständlich, denn es verhindert Vereinsamung und die daraus resultierende Appetitlosigkeit. Heimbewohner haben klare Vorstellungen davon, wie sie ihr Essen gerne hätten. Bloss werden sie selten bis nie erhört. Wer Patienten oder Pensionären zuhört, wie sie über das Essen und die Essenskultur in ihrem Heim sprechen, stellt fest, dass gravierende Mängel herrschen. Was diese Menschen verlangen, ist nichts anderes als eine anständige Essenskultur.

Beanstandungen über die Nahrung in Pflegeheimen sind nicht Ausdruck von Unmut, sondern Anregungen aus der Sicht eines Menschen mit Darmproblemen.

Die Portionen

Die am häufigsten genannte Beanstandung in Altersheimen sind die Portionen:

- Die Portionen sollten so klein wie gewünscht sein, und es sollte die Möglichkeit bestehen, von den einzelnen Speisen nachzuschöpfen. Auch ist darauf zu achten, dass die Speiseteile portioniert werden. Einige mögen mehr Fleisch, andere mehr Gemüse.

- Viele ältere Menschen meiden das Buffet, sei es, weil sie in ihrem Leben schon oft genug anstehen mussten oder weil sie die persönliche Betreuung durch das Personal schätzen.
- Die Butterportionen werden durchwegs als zu gross beurteilt. Butter ist im Leben der älteren Menschen etwas Wichtiges: In jungen Jahren mussten sie sie oft entbehren und jetzt müssen sie zusehen, wie die Butter im Abfall landet!

Das Nichtessenkönnen (Inappetenz)

Viele ältere Menschen haben wenig bis keinen Appetit. Dies kann viele Gründe haben. So können die Atrophie der Darmschleimhaut, der allgemeine Turgorverlust oder eine bereits bestehende Rigidität Auslöser sein. Aber auch die fehlende Sorgfalt bei der Wahl der Nahrung ist Ursache für eine allergische Disposition. Meist haben Allergiker auf bestimmte Speisen Heisshunger (z. B. Mehlspeisen). Sie lieben diese Speisen, weil das Allergen ihren Körper süchtig gemacht hat. Dies ist vor allem bei jüngeren Menschen der Fall.

Bei älteren Menschen versagt die Bauchspeicheldrüse oft. Die Störungen äussern sich auch in Form von Inappetenz. Etwas Tinctura amara oder ein kleiner Cognac regen an, das Medikament Combizym® macht dies über seine Enzymtätigkeit.

Das Gebiss

Oft geht vergessen, dass das Gebiss Schwierigkeiten bereitet. Die Probleme bleiben unausgesprochen, denn ältere Menschen verbinden damit Scham und Schwäche. Für die Nahrungszubereitung haben die Gebissprobleme allerdings Konsequenzen. Ältere Leute bevorzugen weich gekochtes Gemüse sowie weniger Fleisch und Zucker. Wegen der Schwierigkeiten bei der Zelluloseverdauung und dem Kauen (Gebiss) soll das Obst zerkleinert oder gar geraffelt werden. Wenn es dennoch abgelehnt wird oder Schleimhautgeschwüre und eine atrophische Darmschleimhaut bestehen, helfen Brausetabletten mit verschiedenen seltenen Mineralien und Vitaminen.

Die Inappetenz ist für die Angehörigen beängstigend. Die Angst vor dem Verhungern bzw. dem Sterben kommt auf. Hier sollte man zu einem probaten Mittel greifen: Tapetenwechsel, besonders an einen Ort mit jungen Menschen. Dass dies nicht immer durchführbar ist, ist klar. Aber der Versuch lohnt sich. Tapetenwechsel hilft auch gegen Interessenverlust, Einsamkeit, Langeweile oder depressive Stimmung, die allesamt zu Inappetenz führen. Auch übermässiger Medikamentenkonsum kann für die Appetitlosigkeit verantwortlich sein. Manchmal hilft die Umstellung auf die Trennkost nach HAY.

Bei Inappentenz hilft meist schon Tapetenwechsel.

Kostumstellung bei älteren Menschen

Um den verdauungsschwachen, älteren Menschen Kost zu bieten, die wenig Allergene enthält und zugleich auf die atrophische Darmschleimhaut Rücksicht nimmt sowie ausreichend Energie spendet, sollten folgende Punkte beachtet werden:

- Die atrophische Darmschleimhaut und ihre verminderte Sekretbildung wird vor allem bei Speisen begünstigt, die die Primärantigene Kuhmilch und Hühnerei enthalten. Immer wieder wird wegen des Kalziummangels (Osteoporose) Kuhmilch favorisiert. Dies ist unlogisch, denn Schaf- und Ziegenmilch weisen über 50 Prozent mehr Kalzium als die Kuhmilch auf. Die Schafmilch gehört ausserdem nicht zu den Primärallergenen. Daher sind Joghurt, Käse oder Butter aus Schaf- oder Ziegenmilch gesünder.
- Der Bakterienrasen verändert sich durch ungenügende Oberfläche und allzu grossen Säure- und Toxingehalt im Darmsaft. Eine Zelluloseverdauung ist nur mehr teilweise möglich.
- Die verminderte Bauchspeicheldrüsenleistung erfordert den Verzicht auf opulente Speisen. Eihaltiges, Paniertes, Nudeln, Bohnen und Fleischspeisen erschöpfen die Drüsentätigkeit des Pankreas.

Dies wirkt über die falsche Spaltung der Eiweisse und Fette und führt zu Absorptionsmängeln. Sie können Allergien vortäuschen. Die Folgen sind: dünner Stuhl, Gasbauch und konsekutiver Pilzbefall.

- Ältere Menschen sollten UV-Bestrahlung meiden. Eine zu starke Sonnenbestrahlung auf die direkte Haut vermindert die Abwehrkraft. Das Hautorgan selbst ist ein Immunsystem, das zwei wichtige Einrichtungen aufweist und zentrale Eigenschaften von bereits atrophierten Organen (Thymus) übernimmt. Die Epidermiszellen – *Keratinozyten* – weisen dieselben Proteine auf wie das Zytoplasma der Thymuszellen, und sie dürften genauso wie das Thymushormon für die Reifung der T-Lymphozyten Verantwortung übernehmen.
- *Langerhans- und Gransteinzellen* (ehemalige Knochenmarkszellen in der Oberhaut): Die Langerhanszellen übernehmen die Makrophagentätigkeit. Dies ist besonders wichtig, denn die Makrophagen fressen virale, bakterielle und antigene Stoffe. Damit wird auch die rasche Reaktion der Haut auf einzelne Allergene erklärbar. Beide Zellarten können ohne Umwege in der Haut entsprechende immunologische Reaktionen ausführen. Sie sind für die Stärke einer immunologischen Reaktion verantwortlich. Die Gransteinzellen arbeiten ähnlich. Alle Zellarten stellen bei UV-Bestrahlung ihre Tätigkeit ein.

Auf die eingeschränkte Leberfunktion muss Rücksicht genommen werden. Auch das Leberorgan schränkt seine Entgiftungs- und Ausscheidungsfunktionen ein und delegiert Depositionsgüter auf das Hautorgan. Die Leberflecken wachsen. Die Lipoproteinase wird nur durch Muskeltraining mobilisiert und baut den erhöhten Blutfettspiegel ab. Die Skleren werden leicht gelb. Die Überforderung zeichnet sich in den korrespondierenden Organen ab, dazu gehören die Augen (Schwachsichtigkeit, Ablagerungen in der Linse), die Tonsillen (Anfälligkeit gegen die grippalen Infekte, dauerndes Halsweh, rauhe Stimme) sowie der Haarboden (Haarausfall auf dem Kopf). Natürlich gehört auch die Gallenblase mit ihrem Gallensand, den Steinen oder einer schlammigen Galle dazu. Diese führen meist zu Abflussbehinderungen im Sinne von Koliken oder sonstigen Druckbeschwerden im rechten Oberbauch.

Faktoren, die das Essverhalten von Heimbewohnern beeinflussen

Äussere Umstände:
- Heimleitung/-insassen
- Familienverhältnisse
- verinnerlichte Bilder aus der Vergangenheit
- Gebissschwierigkeiten

Persönliche Umstände:
- mentale oder cerebrale Fähigkeiten
- Bezug zum Essen (gemeinsam/alleine)
- Liebesgewinn durch Fütterung
- Interessensverlust
  (z. B. Langeweile, häufiger TV-Konsum, verlorene Kartenrunde)
- ungelöste Probleme
  (z. B. Aggression, Einsamkeit, Lebenspartner, Familie)
- chronische Krankheiten
  (z. B. Tablettenabusus, Psychopharmaka, Diuretika, Antacida, Laxanzien, Antihistaminika, Entschäumer)
- Drogenabusus (Rauchen, Kaffee, Alkohol)
- enterale Faktoren (latente Allergien)

Abb. 30 Essensfaktoren in Spitälern und Krankenheimen

In jedem Fall wird man die Schleimhaut des Dünndarmes aufrichten und den Bakterienrasen re-implantieren müssen.

Allgemeine Ernährungstips

Ganz allgemein muss auf die eingeschränkten Möglichkeiten der Matrix, das enterale Zelle-Milieu-System und die Ausscheidungsmöglichkeiten geachtet werden. Deshalb sollte mehr reduktive Kost verordnet werden als oxydative. Daraus folgt, dass andernfalls oxydativer Stress und Gewebsazidose entstehen. Beide Faktoren alleine oder zusammen erzeugen eine vegetative Symptomatik, die den allergischen Beschwerden ähnlich ist und als solche auch «verwechselt» wird. Die inkludierte Verschlechterung des Darmes und der Nieren sowie die vermehrte Schweissbildung auf der Haut verschärfen die Symptomatik. So weiss man letzlich nicht, ob es sich um eine Störung in Darm, Niere oder Leber oder um eine Allergie handelt.

Die Oxydation entspricht der Dekarboxylierung, ist ein Abbau und bedeutet immer «sauer». Dabei werden durch Dekarboxylasen (Fermente) von den Aminosäuren ein Kohlendioxydmolekül abgetrennt, und es entsteht eine Verbindung mit der nächst niedrigeren C-Zahl. Allgemein bekannt dafür sind die Umwandlungen von Cystein → Cysteamin + CO_2 oder Pyruvat → in Acetyl Co. Diese Oxydationsvorgänge sind Alterungs-, Back- sowie Fäulnisprozesse oder bei der Siloaufbewahrung von Mehl mangelnde Sterilität. Vollkornmehle weisen zusätzlich das Problem der Fermentwirkungen des Keimes auf, so dass Zusätze nötig sind. Eigentlich ist es erstaunlich, dass KOLLATH bereits 1942 über die Silierungsprobleme des Schwarzmehles (Roggen) geschrieben hat und heute – fast 60 Jahre später – die Mehlsilos immer noch nicht so steril gehalten werden können, dass kein Schimmelpilz wächst. Das heisst, es müssen antimykotische Substanzen beigesetzt werden; dies kommt ebenfalls einem Abbauprozess gleich. Auch das Ranzigwerden von Fett ist ein Abbau.

Allergische Krankheiten sind Fernstörungen aus dem Darmraum

Das Problem der chronischen Krankheiten besteht nicht nur bei betagten Menschen, sondern auch bei Säuglingen und Kleinkindern. Nicht so manifest, aber mit etwas Erfahrung kann man sie anhand kleiner Zeichen erkennen. Generell wird diese Altersgruppe heute in ihren Magen-Darm-Verhältnissen überfordert. So darf es nicht wundern, dass die Kolitis, die Dickdarmschleimhautentzündung, immer jüngerere Menschen erfasst. Es ist eine reine Wohlstandskrankheit, die in den ersten Lebensmonaten in ihren Ansätzen aufgebaut wird (siehe Abb. 31/ Atemtrakt, Hautorgan, Gebissstörungen). Natürlich kann man andere Umstände verantwortlich machen wie Schicksale, Schwachorgane, Fernstörungen oder mangelnde Konstitution. Besser ist, vorzubeugen, denn heilen ist sehr schwierig. Generell gilt, dass das Voll-Stillen bis zum zwölften Lebensmonat ideal ist. Das Kleine benötigt keine zusätzliche Kost. Geht das Stillen aus irgendwelchen Gründen nicht, wird man die Einschränkungen beherzigen müssen.

Müesli zum Frühstück ist nichts für ältere Säuglinge. Geeigneter sind für sie eine Suppe mit Rollgerste oder weich gedünstetem Reis mit gut gekochten Karotten. Auch sollten Kleinkinder generell keine Eier essen. Viele der bereits beschriebenen Probleme des Verdauungstraktes sind auf phosphatreiche und fette Nahrung zurückzuführen. Die Zwischenmahlzeiten bestehen sehr oft aus einem Brötchen mit Wurst, Leberkäse oder Schokolade. Besser ist ein Brötchen ohne Zutaten oder frisches Obst. Wird das Frischobst oder der Frisch-

Somatischer Formenkreis

Atemtrakt
- Schniefen der Säuglinge
- spastische, asthmoide Bronchitis
- Sinusitis allergica (Pollen-/Staubschnupfen)
- Asthma bronchiale

Hautorgan
- Milschschorf, Vierziger, Dermatitis seborrhoides
- Neurodermitis allergica
- Urticaria (Nesselsucht)

Gelenke
- Monarthritis allergica juvenilis
- Polyarthritis allergica
- Polyarthritis rheumatica

Immunorgan
- Infektanfälligkeit
- Adeno-Tonsillitis chronica
- Hypertrophie der Adenoide/Tonsillen

Darmorgan
- Appendizitis, Kolitissyndron
- M. Crohn
- rezidivierende Enteritis
- Obstipatio chronica

Gebissstörungen
- Hyperthrophie der Adenoiden Vegetation
- Nasenatmung nicht möglich
- mangelnde Entwicklung der Gesichtsknochen
- Zungenhypertrophie
- Zahnfehlstellung
- Fehlstellung der Halswirbelsäule
- Fehlstellung der Lendenwirbelsäule (konsekutiv)

Mentaler psychischer Formenkreis
- Gedächtnislücken
- Merkstörungen
- Ein- und Durchschlafstörungen
- depressives Verhalten
- Übellaunigkeit

Abb. 31 Fernstörungen aus dem Darmraum

Diätanleitung für chronisch Kranke und Allergiker zur Wiederaufrichtung des Darmmilieus

Hypoallergene Kost nach Dr. med. Konrad WERTHMANN (ohne Produkte aus Kuhmilch und Hühnerei)

Folgende Nahrungsmittel sind unbedingt zu meiden:

1. Kuhmilch und -produkte	Butter, Topfen, Rahm, Molke, Französische Salatsauce, Käse, Schokolade, herkömmliche Margarine
2. Hühnereier und -produkte	Kuchen, Torten, Knödel, Paniertes, Mayonnaise, Löffelbiskuits, Kuchen, Eierteigwaren, Omeletten, Frühlingsrolle
3. Nüsse	Hasel- und Walnüsse, Nutella, Nuss- und Müsliriegel, Kokosnuss, Mandeln
4. Zellulose	grobkörnige Vollkornbrote, Kerne (Sonnenblumenkerne), Frischobst, Frischgemüse, Frischsalate, Trockenobst, Rohkostsalate
5. Histaminbringer	Dosenfisch, Sardinen, Sardellen sowie Schweine-, Hasen- und Kaninchenfleisch

→ Nasenallergiker (Nebenhöhlen, Pollinose, Dauerschnupfen) sollten ausserdem meiden: Zwiebeln in jeder Form, Suppenwürfel, Knoblauch, Schnittlauch, Lauchgemüse, Senf, Ketchup sowie Säurebringer wie Zitrusfrüchte, Kiwi, Frischobst

☛ Anmerkung: Die Liste sollte mit dem behandelnden Arzt unbedingt besprochen und entsprechend angepasst werden.

Abb. 32 Diätanleitung für chronisch Kranke

salat nach 15 Uhr eingenommen, werden die Gärung und die Gasbildung gefördert. Deshalb nimmt man besser ein Joghurt aus Ziegen- oder Schafmilch. Zur Geschmacksverbesserung kann etwas Konfitüre beigegeben werden.

Je abwechslungsreicher der Menüplan ausfällt, desto besser schmeckt er. Viele Mütter und Väter glauben, wenn einzelne Speiseteile infolge Diätmassnahmen wegfallen, könne man nicht mehr kochen. So wie die Mutter einst kochte, kochen die heutigen Söhne und Töchter. Doch dies müsste nicht sein. Heute gibt es interessante Bücher über die Kostumstellung. Niemand braucht zu verhungern oder ungewollt abzunehmen. Wer wegen einer Diät ungewollt abnimmt, achtet zu wenig auf die Fettanteile in der Nahrung.

Die Diät nach WERTHMANN

Worum geht es bei dieser Diät?

Bei der Diät nach WERTHMANN handelt es sich um eine Kostform, in der die Primärantigene der ersten neun Lebensmonate ausgelassen werden. Das Aussparen der Fremdeiweissteile, die der Säugling in den ersten neun Lebensmonaten bekommt und wodurch seine Unverträglichkeit aufgebaut wird, ist ausschliesslich zur Vermeidung von allergischen Substanzen im ersten Lebensjahr. Diese Fremdeiweisse dienen meist dem Muttermilchersatz und bleiben als erster Eindruck im Immungedächtnis haften. Sie bleiben ein Leben lang bestehen und sind Auslöser bzw. Verstärker für andere Allergien. Deshalb gilt es, sie zu meiden, wenn man chronische und allergische Krankheiten erfolgreich therapieren will. In jedem Fall darf die atrophierte Darmschleimhaut (Mukosa-Atrophie) nicht vergessen werden.

Die Gesundheit ist etwas, das den Menschen etwas wert sein sollte. Nicht grosse Nahrungsmengen oder leckere Speisen garantieren Gesundheit, sondern das, was Darm und Körper als verträglich erachten. Die naturheilkundlich orientierten Ernährungslehren zielen nicht darauf ab, mit ausgeklügelten und komplizierten Kosttricks und Diätvorschriften dem Menschen die Illusion zu geben, man könne sich Gesundheit «anessen». Ihr Ziel ist primär, Natürliches zu fördern und damit Schäden durch Unnatürliches zu beheben.

Was sind Primärantigene?

Die Primärantigene bestehen aus den eiweisshaltigen Speiseteilen, die Säuglingen bei Muttermilchmangel in den ersten neun Monaten in grösserer Menge verabreicht werden. In über 80 Prozent der Fälle ist dies Kuhmilch. Wenn der Säugling auf diese Eiweissteile erbgenetisch empfindlich ist, kann er eine Überempfindlichkeit entwickeln. Neuerdings wird als Ersatz Soja- oder Ziegenmilch verwendet. Diese beiden Milcharten sind noch nicht im Erbgut fixiert und entwickeln daher selten Empfindlichkeiten. Problematisch sind indes Löffelbiskuits/Biskotten (enthalten Eier), die zu den ersten Beifütterungen gehören.

Kuhmilch und Hühnereier werden seit Tausenden von Jahren zur Ernährung des Menschen verwendet, und ihre Codierung im Erbgut entwickelt die häufig vorhandene Sensibilität auf diese Antigene. Bedeutend ist der Mengenfaktor. Je grösser die Menge des Antigens, umso eher die Sensibilisierung. Der wohl wichtigste Moment für den Aufbau einer Allergie gegen Kuhmilch und Hühnereier sind die ersten neun Lebensmonate. Erfahrungsgemäss treten bei den länger als neun Monaten voll gestillten Kindern die später auftretenden Allergien wesentlich langsamer und in leichterer Form auf. Neun Monate Voll-Stillen beeinflusst auch den Verlauf von chronischen Krankheiten. Sobald früher abgestillt wird oder wegen Muttermilchmangels Babymilch (meist Kuhmilch-Präparate) dazugefüttert wird, verändern sich die Immunitätsverhältnisse. Der ursprünglich kindliche Bakterienrasen verändert sich in Richtung eines erwachsenen Darmbiotops. Dies kann bereits der Anfang einer dauerhaften, noch nicht oder nur in Ansätzen erkennbaren Dysbiose sein.

Um den ersten negativen Eindruck des kindlichen Darmes als Engramm (Erinnerungsbild) im menschlichen Computer zu minimieren bzw. durch lange Karenz eine Low-Dosis-Toleranz zu erreichen, müssen bei Kindern aus atopischen Familien in den ersten neun Lebensmonaten sämtliche Kuhmilch- und Hühnereierprodukte gemieden werden. Die jahrzehntelange Erfahrung mit Allergien und chronischen Krankheiten hat gezeigt, dass die Primärantigene einen beachtlichen Anteil an chronischen Krankheiten aufweisen. Somit stellt sich die Diät nach WERTHMANN bei der Behandlung von chronisch Kranken als eine Therapie der ersten Stunde dar.

Die Diät nach WERTHMANN ist im wahrsten Sinne des Wortes eine Therapie der ersten Stunde.

Was sind Sekundärantigene?

Die Primärantigene entstehen in den ersten neun Lebensmonaten durch Verfütterung von Fremdeiweissen (Produkte von Kuhmilch und Hühnerei). Die Sekundärantigene werden viel später und meist durch vorangegangene Therapieschäden wirksam. Sie entstehen aus folgenden Gründen:

1) erhöhter Zottenumsatz:

   Erst wenn eine Darmzotte wieder zwei Drittel ihrer Ursprungshöhe erreicht hat, ist sie gegenüber allergenen Stoffen immun. Je grösser der Zottenumsatz (Enteritis, Obstipation), desto leichter können Antigene, welche gerade in einer Übermenge vorhanden sind, sich auf die noch unreifen Membranen der heranwachsenden Zotten setzen und einen allergisierenden Prozess einleiten.

2) Parastoffe:

   Dies sind meist die Trümmer von Bakterien, Pilzen, Viren, Kosmetika oder Antibiotika, nämlich B. Koli, die wegen anderer Krankheiten nur teilweise entsorgt werden konnten (siehe Parabene auf Seite 121) und als Teilantigene (ohne ein Carrierprotein) im Körper herumschwirren. In den allermeisten Fällen war die atrophische Mukosa bei der Entsorgung der blockierende Teil. Dabei treten die mentalen, psychischen oder neurologischen Beschwerden als typische Krankheitszeichen eines durch die allergischen Toxine irritierten Nervenkostüms auf (inklusive Drüsen, Schilddrüsen, Eierstock/Hoden und Hypophysen).

   Solche Reaktionen können allerdings nur stattfinden, wenn das Toxin in den Körper (nicht nur im Darm) inkorporiert wird. Je nach Standort unterscheidet man zwischen zwei Arten von Allergenen:

   - *Extrakorporale Allergene (Darmraum):*

     Der Weg des intestinalen Toxins in den Körper gelingt nur über eine atrophische Darmschleimhaut mit möglichen kleinen Ulzerationen. Solange diese Toxine «aussen», das heisst im intestinalen Bereich, bleiben, kann keine systemische Reaktion (ASLO, ASR) positiv ausfallen. Auch eine atrophische Schleimhaut der Nasen- und Atemwege kann Eintrittspforte für allergische Partikel sein oder auf die Pollen und ihre Kontaktstoffe überschiessend reagieren. Dabei ist die Herkunft der Allergene völlig egal.

- *Intrakorporale Allergene:*
  Sie müssen keine Barrieren (z. B. Darmbarriere, Schleimhaut der Atemwege oder Vaginalschleimhaut) überwinden. Sie befinden sich im Körper und stammen meist aus dem Zahnbereich (Schwermetalle, Amalgam, Leichengift bei Wurzelbehandlungen) oder einem anderen Störfeldbereich (Partikel von Streptokokken, Stapyhlokokken oder anderen Keimen). Die Haut ist ein Sonderbereich, weil der Abwehrapparat bereits in der oberen Schicht eingebaut ist und die Reaktion lokal erfolgt. Eine progressive (unterdrückende) Therapie (Kortison örtlich) kann zusätzliche Systemreaktionen bedingen. Hierher gehört auch die Nasenschleimhaut. Sie macht als Vikariationsorgan ebenso einen entzündlichen Effekt durch, atrophiert und wird dadurch für Inhalationsallergene anfällig. Diese können ebenso an die Schleimhautzellen fixiert werden. Die Schleimhautatrophie ist kein Hindernis für solche Antigene, so dass sofort auch systemische Reaktionen im Körper ablaufen.

Sekundärallergene sind meist jene Speisen, die der Patient als «seine Allergien» angibt. Sie alleine wegzulassen, wäre ein Fehler.
☛ Immer auch die Primärantigene meiden!

Die Verbindung zwischen dem Atemtrakt und dem Darmraum wird durch die Kreuzallergien deutlich. So können die Sekundärallergene auch Kreuzallergien auslösen, wie sie von den Patienten z. T. beschrieben werden.

Übersicht der Parabene

1. **Inhalierte Stoffe:**
   - Tabak, Zigarre, Zigarette, als Raucher und als Nichtraucher gleich wirksam
   - Spray für Haare, Haut (Deodorant), Schuhe, Putzmittel, Medikamente (Schnupfen, Asthma, Haut)
   - Insektizide (auch vom Flugzeug aus)
   - Teppiche, Wildleder, Wildseide
   - Bettfedern, Tierfelle, Haare von Haustieren
   - Füllmaterial für Matratzen und Decken
   - Hausstaub, Bäckerstaub, Hausmilben
   - Malerfarbe, Leime
   - Stoffe von Putzereien, Färbereien, Gerbereien
2. **Kontaktstoffe (Mittel, die auf die Haut gebracht werden):**
   - Duftstoffe (Parfüm, Schönheitscreme)
   - Deodorant (Schweiss, Intimbereich)
   - Bräunungs- und Bleichungsmittel
   - Medikamente, Salbenzusätze, artfremdes Serum, Pflaster, jod- und merfenhaltige Desinfektionsmittel
   - Waschmittel, Seifen, Enthärter, Entkalker
   - Insektizide
   - Gräser, Blumen
   - Schmuck, Gold-/Silberlegierungen, Zahnplomben, Wurzelfüllungsmaterial
   - medizinisches Nahtmaterial
   - Mundwasser, Zahnpasten
3. **Bestandteile unserer Nahrung:**
   - Farbstoffe in Eis, Speisen und Getränken
   - Genussmittel, chininhaltiges Wasser, Alkoholika
   - Kaugummi, Brausepulver, Karamell, Marzipan
   - Fische, Krebse, Hummer (aus der Büchse oder frisch)
4. **Stoffe, die unserer Nahrung zur Veränderung beigegeben werden:**
   - *Verlängerung der Haltbarkeit:* Mittel mit chemischer Wirkung = Antioxydanzien, Tokopherol (Vitamin E), Ascorbinsäure, Gallate (Gallussäure), Weinsäure, Zitronensäure, Lecithin (esterartige Verbindung der Glycerinphosphorsäure mit Fettsäuren bzw. Cholin), Butyhydroxytoluol, Butyhydroxyanisol
   - *Antimikrobielle Mittel*: Benzosäure: 0,1–0,4% pro 500 g Lebensmittel, maximal 10 mg/kg Körpergewicht
   - *Korrektur der Farbe und des Geschmackes mit physikalischer Wirkung*
   - *Aromastoffe und Bakterien, die Aromastoffe bilden* (Käse)
   - *Luft- und Geschmacksstoffe*
   - *Dickungsmittel*: Pektine, Zellulose, Äther, Alginat, Johannisbrotmehl
5. **Weitere Stoffe, die in unserer Nahrung enthalten sind:**
   - Düngemittel
   - Medikamente
   - Blei aus Farben
   - Bakterien
   - Helminthen
6. **Enzyme werden verwendet in der:**
   - *Pharmazie* (Tabletten, Chemonukleolyse, medizinische Reinigungsmittel)
   - *Industrie* (Waschmittel, Ledergerberei, Pflanzenindustrie)
   - *Lebensmittelindustrie* (Bäckerei, Käserei, Fleischfabriken, Most- und Weinherstellung)

Erklärung:
- Proteasen: Papain (aus Carica papaya), zum Mürbemachen von Fleisch, Chymopapain in der Orthopädie
- Lab-Gerinnungsferment (in Käsereien)
- Bromelain (aus Ananasfrucht, antiinflammatorisch)
- in pharmazeutischen Präparaten, Wundreinigungs-/Waschmitteln: Pepsin, Amylase, Lipase, Pektinase, Trypsin, Lysozym, Fibrinolysokinase, Hyaluronidase, Zellulose

Was sind Kreuzallergien?

Kreuzallergien sind Reaktionen eines Antikörpers mit einer Substanz, die nicht Anlass zu seiner Bildung waren. Dies ist zurückzuführen entweder auf weitgehende strukturelle Ähnlichkeiten zwischen dieser Substanz und dem ursprünglichen Immunogen oder auf das Vorhandensein identischer Strukturen in beiden Substanzen.

Die Kreuzallergien entstehen sehr oft über Pollen. Die Pollenkörner sind hochspezialisierte Zellen. Sobald das Pollenkorn Kontakt mit einer feuchten Unterlage hat, werden drei Substanzarten freigesetzt, die innert kürzester Zeit entscheiden, ob das Pollenkorn auf einen weiblichen Pollen aufgetroffen ist. Bei sensibilisierten Menschen können alle drei Substanzen Allergien auslösen.

Für die Praxis ist wichtig, dass relativ häufig Kreuzreaktionen zwischen Allergenen aus Pollen und Nahrungsmitteln entstehen, wie das orale Allergiesyndrom oder das Beifuss-Sellerie-Gewürz-Syndrom.

Folgende Gräser und Pflanzen können auf dem Lungen- und Darmepithel Allergien auslösen: Astern, Chrysanthemen, Margeriten, Gerbera oder Löwenzahn (Korbblütlerpollen) sowie Kräuter wie Sellerie, Petersilie, Kamille, Karotte, Anis, Dill, Lauch, Koriander, Fenchel, Kümmel und Sonnenblumenkerne. Ähnliche Reaktionen lösen Birken-, Hasel-, Erlenpollen aus, die eine Unverträglichkeit mit Apfel, Pfirsich, Kirschen, Haselnuss, Mandeln und Walnuss darstellen. Oft zeigen sich solche Intoleranzen als Aphthen. Mit zunehmendem Alter entwickeln sich die Nahrungsmittelallergien seltener. Auch die Sensibilisierungen erfolgen nicht mehr in dem Ausmass über den Gastrointestinaltrakt, wie dies bei inhalativen Antigenen wie Pollen (Roggen/Weizen) der Fall ist, die an der Darmschleimhaut Reaktionen hervorrufen oder mit Nahrungsmitteln übers Kreuz reagieren.

➔ Die Erfahrung zeigt, dass eine streng eingehaltene Diät nach WERTHMANN inklusive Karenz der persönlichen Allergene einen Aufbau der Mukosa-Atrophie im Darm initiiert und sich dadurch eine wesentlich bessere Ausgangslage beim Kampf gegen Pollen sowie eine wesentlich exaktere Reaktion zwischen den einzelnen Antigenen einstellt.

Folgende Pollen verursachen ebenfalls Allergien (Beifuss, Sellerie-Gewürz-Syndrom)
Astern, Chrysanthemen, Margeriten, Gerbera oder Löwenzahn (Korbblütlerpollen)
Sellerie, Petersilie, Kamille, Karotte, Anis, Gerbera oder Löwenzahn, Lauch, Koriander, Dill, Sonnenblumenkerne
Fenchel, Kümmel
Birken-, Hasel-, Erlenpollen
Apfel, Pfirsich, Kirschen, Haselnuss, Mandeln, Walnuss

Abb. 33 Kreuzallergien

Pseudoallergene

Viele Patienten leiden nicht an einer Vielzahl von Pseudoallergenen, sondern sind an Primärallergenen erkrankt. Jedes Störfeld kann eine Erkrankung hervorrufen, die einen allergischen Charakter aufweist. Da ist z. B. die Informationsebene, auch feinstoffliche Ebene genannt. Diese wird vor allem von den modernen elektronischen Messgeräten zwecks Austestung von Allergenen benutzt. Über dieses breite und tief im Menschen verankerte Feld legt sich die Regulationsebene. Sie wird von den meisten naturheilkundlichen Milieutherapien genutzt. Beide Ebenen sind für den Therapeuten unsichtbar und mit der herkömmlichen Medizin nicht zu erfassen. Die oberste Ebene sind die funktionalen Störungen sowie spür- und sichtbaren Beschwerden. In diesem Bereich arbeitet die herkömmliche Medizin. Wichtig ist dabei in jedem Fall die Regulationsebene. Werden die Patienten über die feinstoffliche Ebene getestet, können viele Informationen falsch eingeschätzt und als Allergene getestet werden. Dies ist für den Patienten unangenehm, denn wie soll er den Alltag noch meistern, wenn zwischen 20 und 40 Pseudoallergene als Allergene angegeben werden? Zudem können Darmallergene gar nicht feinstofflich oder über das Blut erfasst werden. Hierfür ist in jedem Fall eine Anamnese und eine Auslassdiät nötig.

Die Störfelder sind mit ihrer chaotischen Energie sicher die hauptsächlichen Verursacher solcher Fehlanzeigen. Rund 60 Prozent aller Störfelder liegen im Kopfbereich; bei 80 Prozent aller im Kopf liegenden Störfelder sind die Zähne beteiligt (siehe Abb. 34). Weisen Patienten mehr als fünf Allergien auf, ist von einer Pseudoallergie auszugehen. Natürlich können diese «Pseudoallergene» wesentlich besser wirksam werden, wenn bereits Primär- und Sekundärallergien bestehen. Bei solchen Leuten wird daher eine Darmsanierung nötig sein, und alle Amalgame – die sichtbaren im Gebiss und die unsichtbare im Gewebe – müssen mittels DMPS (-Heyl) mit dem Wirkstoff (RS) -2,3- Dimercapto-1-propansulfonatsäure Naturiumsalz ausgeleitet werden. Zusätzlich verordnet man langfristig Zinkokehl®-Tropfen und Selenokehl®-Tropfen zur weiteren Ausleitung. Bei starker Belastung wird man eine DMPS-Injektion nach vier Wochen wiederholen, denn die im Körper abgelagerten Amalgamreste und Schwermetallmengen sind gross.

Zahnstörungen und Störfeldwirkung
Zahnströme (Mehrmetalle, Gold/Amalgam)
Wurzelbehandlungen, Wurzelresektion
Restostitis, Wurzelreste
Zahnverlagerung, impaktierter Zahn
Zysten, Parulis, Zahnfisteln
Amalgamfüllungen (besonders alte)
Wurzeltaschen, Zahnfleischschwund

Abb. 34 Zahnstörfelder

Selbst bei Säuglingen und Kleinkindern kann die Darmallergie die Entwicklung des Gebisses beeinträchtigen. Durch die verstärkte Schwellung von Nasenschleimhaut, Mandeln und den adenoiden Vegetationen kommt es zu einer verminderten Ausbildung der Gesichts- und Gebissknochen sowie einem Vordrücken der Zunge. Die Zungenmuskulatur atrophiert und drückt den Kiefer nach vorne (ventral), was zu einer Gebissstörung führt. Dies wirkt sich auch auf die Hals- und Beckenwirbelsäule aus. Solche Störungen können nur durch eine Diät ohne Kuhmilch- und Hühnereierprodukte sowie «homöopathisch unterstützte Kieferorthopädie» (HUKO) behoben werden.

Was tun bei einer Mukosa-Atrophie oder Dysbakterie?

Die Diät wurde zunächst für kleine Patienten mit den verschiedensten allergischen Erkrankungen entwickelt. Im Zentrum standen Kuhmilch und Hühnereier. Mit zunehmender Erfahrung und Ausdehnung der diätetischen Massnahmen auf Erwachsene kamen weitere Faktoren hinzu.

Die in der Sprechstunde verteilten Merkblätter (siehe Abb. 32/ Abb. 35) über die Diätanleitung im Falle von Allergien sind nur eine grobe Übersicht der notwendigen diätetischen Massnahmen. Diese werden im Detail mit den Betroffenen besprochen.

Alle Primärantigene werden generell aus dem Speiseplan entfernt. Das Vermeiden von Kuhmilch- und Hühnereierprodukten ist für alle Darmkrankheiten oberstes Gebot. Bei den anderen Punkten kann man entsprechend der Symptomatik variieren.

Sobald die Primärantigene im Speiseplan fehlen, nehmen die Beschwerden stark ab. Die Praxis hat gezeigt, dass nur die Primärantigene diesen Besserungseffekt aufweisen. Werden die Sekundärantigene aus dem Speiseplan genommen und bleiben die Primärantigene unberücksichtigt, ist der Erfolg nur gering. Dies ist ein Phänomen, das noch nicht bis ins letzte Detail erforscht ist.

Die Beschaffung der für die Diät nötigen Lebensmittel ist am Anfang ziemlich zeitaufwendig. Die Patienten erhalten Listen der Schaf- und Ziegenhalter sowie der Reformhäuser in der Umgebung. Dort, wo's keine Einkaufsgelegenheiten in der Nähe hat, ist Zeit und Geduld nötig. Das Suchen fällt manchen schwer, aber es festigt die Umstellung in der Einstellung und gibt den neuen Produkten, die zudem anders schmecken oder riechen, einen hohen Stellenwert. Die Kostumstellung beflügelt die Betroffenen.

Wichtig ist die Besprechung der neuen Kost innerhalb der Familie. Sehr oft ist der Patient begeistert, bloss der/die Partner(in) streikt. In Familien mit mehreren Kindern fehlt häufig die Solidarität untereinander. Am besten klappt die Einführung einer Diät, wenn der kochende Elternteil die Speisen so kocht, dass die Familie ihr Essverhalten nicht stark ändern muss. Wichtig ist, dass nicht vor den Augen der Patienten genascht wird. Für die Festtage ist den Patienten ein Beiblatt abzugeben, auf dem besonders wohlschmeckende und leicht zuzubereitende Kuchen und Kekse aufgelistet sind. Ausserdem kann man als Koch- und Ideenhilfe auf das Buch «Kochumstellung für chronisch Kranke und Allergiker» hinweisen.

Mit einer Diät lässt sich gut leben.

Vielerorts werden Kochkurse für die Diät nach WERTHMANN angeboten. Bestens Bescheid wissen auch die Allergie-Selbsthilfegruppen; dort kann man erst noch die eigenen Erfahrungen mit anderen teilen. In einigen Städten erlernen Betroffene und deren Angehörige das Zubereiten dieser Diät unter Anleitung engagierter Köche. Solche Kurse finden bereits Eingang in Volkshochschulprogramme. Die hauptverantwortliche Diätassistentin von «Kochumstellung für chronisch Kranke und Allergien» hat bereits mehrmals ganze Büffets für Nachspeisen für über 50 Seminarteilnehmer entsprechend den Diätvorschriften gebacken. Auch Hotels sind bereit, auf Anfrage Menüs nach WERTHMANN zuzubereiten. An dieser Stelle möchte ich allen danken, die mir all die herrlichen Kochrezepte geschickt haben. Dies ist Bestätigung dafür, dass die Diät durchführbar ist.

Oft taucht die Frage nach der Karenz von Zucker auf. Die Empfindlichkeitsreaktionen im Sinne einer Allergie werden nur von Eiweissteilchen getragen. Die Kohlenhydrate lösen keine Überempfindlichkeitsreaktion aus. Der Zucker hat einen ansäuernden Effekt und begünstigt dadurch die ablaufenden Allergien. Bei Erwachsenen, vor allem bei älteren Menschen, muss man an die Verzuckerung der Proteine denken. Da erscheint es günstig, den Zuckerkonsum weitgehend einzustellen. Bei einzelnen Patienten wird die Zuckerkarenz als ein zusätzlicher und manchmal deutlicher Besserungsfaktor geschildert. Ganz ohne Kohlenhydrate oder Zucker soll kein Mensch leben, da sonst die Pilzvorstufen durch die Darmschleimhaut Blutgefässe in

Diätanleitung für chronisch Kranke und Allergiker

Diät nach Dr. med. Konrad WERTHMANN

Diese Nahrungsmittel können problemlos konsumiert werden:

1. Ersatz für Kuhmilch	• Schafmilch und -produkte: Schafkäse, Schafbutter, Quark aus Schafmilch, Schafjoghurt • Ziegenmilch und -produkte Ziegenkäse, Ziegenbutter, Ziegentopfen (Quark), Ziegenjoghurt • Sojamilch und -produkte Sojamilch (= Sojadrink), Sojakakao, Sojadessert, Sojacream (Sauerrahm), Sojadream (Rahm) • Kuhmilchfreie Margarine Alsan-S (250g), Die gute Eden (500g), Vitasieg (500g), Sanomio (500g), Vitazell (250g) • Kochschokolade, Wassereis
2. Ersatz für Hühnerei	• Ersatzbindemittel Pfeilwurzmehl, Mondamin, Maizena Ei-Ersatz: Puten-, Gänse-, Enten- und Wachteleier • Teigwaren: Original italienische Teigwaren, Hartweizengriessnudeln 100 Prozent
3. Ersatz für Nüsse	• unbedingt meiden, ausser eventuell Cashewnüsse
4. Ersatz für Zellulosebelastung	• gekochtes Obst, gekochtes Gemüse und gekochte Salate, grillierte Bananen
5. Ersatz für Histaminbringer	• blaue Fische (grilliert) • Kalb-, Rind-, Schaf-, Ziegen- und Lammfleisch • Kartoffeln, Reis, Polenta • Puten-, Hühner-, Gänse- und Entenfleisch • Rinderhart- und Fohlenwurst

Abb. 35 Diätanleitung für chronisch Kranke

der Mukosa anzapfen und so ihren Blutzucker als Nahrung holen. Zudem würde das Pilzantigen im Blut als Abdruck bestehen bleiben.

Da die Schleimhaut bei jeder Dysbiose oder Allergie defekt ist und die Absorption auch für einfache Stoffe schwierig ist, ist bei der Verordnung von Homöopathika in Globuliform Vorsicht geboten. Nicht das Homöopathikum an sich ist schädlich. Die Globuli bestehen aus Milchzucker, einem Doppelzucker, der zu seiner Zerlegung das Ferment Lactase benötigt. Diese wird vorwiegend in der Schleimhaut des oberen Dünndarmes gebildet. Ist die Schleimhaut intakt, hat dies keine Konsequenzen. Weist sie Zerstörungen und atrophische Stellen auf, führt dies zu Absorptionsstörungen und damit zu Blähungen und Durchfall. Oft geht man von Candida oder einer Unverträglichkeit mit den Sondermilchen aus und denkt nicht an die Milchzuckerbelastung durch Globuli. Viele Eltern neigen zur homöopathischen Selbstmedikation, doch sollten sie sich besser gleich an den Arzt wenden.

Kuhmilch

Wie bereits ausgeführt, ist die Kuhmilch in über 80 Prozent der herkömmlichen Nahrungsmittel vorhanden. Wenn nicht speziell erwähnt, ist Babymilch aus Kuhmilch hergestellt. Das Problem besteht gerade darin, dass die meisten Leute gar nicht mehr realisieren, wie weit verbreitet die Kuhmilch ist. Selbst in Salzbackwaren (Soletti) oder Backerbsen findet man Milch.

Viele Therapeuten erachten Butter und Schlagrahm als harmlos; sie stufen sie nicht als Kuhmilcheiweiss ein. Dies ist falsch. Butter und Schlagrahm bestehen nicht nur aus Kohlenhydraten und Fetten, sondern weisen einige Prozent Milcheiweiss auf. Niemand kann sagen, wo genau die Grenze liegt, doch wirken sie, wenngleich nur schwach, als Allergen.

Ein Grossteil der Bevölkerung kann sich ein Leben ohne Butter gar nicht mehr vorstellen. Dies ist sicher noch ein Relikt aus der Kriegszeit. Die köstlichen Butter- und Topfenprodukte von Ziegen- und Schafmilch werden wegen Vorurteilen abgelehnt. Um den Kalorienbedarf zu decken, braucht der Mensch einen gewissen Fettanteil. Entweder empfiehlt man Margarine ohne Kuhmilchanteile oder Butter aus Schaf- oder Ziegenmilch. Der Betroffene muss angehalten werden, die Inhaltsstoffe genau zu kennen, denn selbst die reine Pflanzenmargarine darf in gewissen Ländern Kuhmilchanteile aufweisen.

Die Vorstellung, auf Milch zu verzichten, löst bei vielen Menschen geradezu Ängste aus. Sie können es sich kaum vorstellen, Kaffee ohne Milch zu trinken. Ein guter Ersatz ist die Beigabe von Schafmilch, oder der Kaffee wird mit Leitungswasser stark verdünnt. Einzelne Firmen produzieren bereits eine Trockenschafmilch[5]. Auch sie kann für den täglichen Morgenkaffee verwendet werden. Eltern kleiner Kinder sind von diesem Trockenmilchpräparat begeistert, da sie es als Ersatzmilch bei Ausflugs- oder Urlaubsfahrten verwenden.

Immer wieder hört man bei der Kostbesprechung den Einwand, man lebe gesund, da man laktovegetabile Kost esse. In dem lateinischen Ausdruck steckt neben dem Wort für Gemüse auch jenes für Milch. Der Käse, mit dem gratiniert wird, ist in der Regel aus Kuhmilch. Obwohl diese Kost gerne als Vorsorge gegen Osteoporose bezeichnet wird, kann sie ein grosser Kalzium-Räuber sein. Die Oxalate und Phytate der Gemüse verbinden sich mit den Kalziumionen der Milch und bilden unlösbare Chelationen. Diese können vom Organismus nicht gelöst werden. Die Folge: die «guten» Bestandteile werden ausgeschieden (siehe Kapitel über den Stuhl ab Seite 57). Damit verliert der Körper einige seiner wichtigsten Bestandteile.

5 *Zum Beispiel die Firma Ziegenland Meck Meck, Schneckenreit 9, A-4342 Baumgarten/Berg, Tel. +43-7269-7192.*

Milchersatz (Schaf-, Ziegen- und Sojamilch)

Als Ersatz für die Kuhmilch müssen andere, bisher nicht verwendete oder in den ersten neun Lebensmonaten nicht gefütterte Milchen empfohlen werden. Es kann vorkommen, dass die eine oder andere Ersatzmilch ebenfalls überschiessende Reaktionen auslöst. Solche Atopiker[6] haben reale Schwierigkeiten mit Milch von Tieren. Die Ursache liegt teils in der erbgenetischen Belastung, teils in den Blockierungen (Eiweiss-, Toxinablagerungen) im Bindegewebe (Zelle-Milieu-System). Meist sind es Kreuzreaktionen. Das Produkt solcher immunogener Vorgänge sind allergische Schleimhaut- und Hautkrankheiten.

Die Verwendungsmöglichkeiten aller drei Ersatzmilchen sind im Kapitel über den Darm (Seite 28) aufgeführt. Während die Schafmilch erst nach dem ersten Lebensjahr als Kindermilch eingesetzt werden soll, kann man die Ziegenmilch auch als Säuglingsnahrung verwenden. Die Ziegenmilch ist der Muttermilch in der quantitativen Zusammensetzung ähnlicher als die Schafmilch. Die Schafmilch weist einen zu hohen Fett- und Eiweissgehalt auf (siehe Abb. 9). Wegen der prozentual höheren Anteile der einzelnen Kompartimente eignet sich die Schafmilch in den ersten zwölf Lebensmonaten weniger gut als Säuglingsnahrung.

Im Vergleich zur Muttermilch ist bei der Ziegenmilch lediglich der Eiweissanteil zu hoch, der Kohlenhydratanteil hingegen zu niedrig. Steht keine andere Milch zur Verfügung, wird dem Säugling in den ersten sechs Lebensmonaten am besten Ziegenmilch als Halbmilch und später als Zweidrittelmilch verabreicht. Gleichzeitig muss vermehrt Reisschleim oder Weizengriess beigegeben werden, um den geringen Anteil an Kohlenhydraten in der Milch auszugleichen.

Frischmilch von Ziegen und Schafen soll vor dem Trinken gekocht werden. Sowohl die Schaf- als auch die Ziegenmilch muss während einer Minute auf 60 Grad erhitzt werden (Pasteurisierungseffekt).

Die Wärmebehandlung der Milch ist eine unverzichtbare Schutzmassnahme, insbesondere für Säuglinge und Kinder (STEINER).

[6] *Atopie (atopia [griechisch] heisst das Ungewöhnliche, das Sonderbare) ist die Bereitschaft, gegen Substanzen aus der natürlichen Umwelt eine Überempfindlichkeit vom Soforttyp zu entwickeln. Das heisst, es handelt sich um eine Allergieform, die durch Antikörper entwickelt wird. Die Reaktionsbereitschaft scheint genetisch fixiert zu sein und ist bei mindestens 10% der Bevölkerung mehr oder weniger ausgeprägt vorhanden.*

Abb. 9 zeigt die Zusammensetzung von Schaf- und Ziegenmilch. Ein wichtiger Vorteil beider Milchen gegenüber der Kuhmilch ist die minimale Antigenität. Nur selten sieht man eine Kreuzallergie zwischen Kuhmilch und Schaf- oder Ziegenmilch. Die Antigenität der Schafmilch ist um eine Zehnerpotenz höher als die der Ziegenmilch. Die Ziegenmilchallergie ist weniger häufig als jene der Schafmilch.

Überaus wichtig ist der Mineralanteil in beiden Milchen. Beide weisen etwa gleich hohe Mineralspiegel auf und sind der Kuhmilch im Kalziumgehalt deutlich überlegen. Daher eignen sich Schaf- und Ziegenmilch als probate Nahrungsmittel zur Vorbeugung von Osteoporose. Der Mensch soll vom abwechslungsreichen Nahrungsangebot profitieren, daher sind die Produkte beider Milchsorten auch für Gesunde, Ältere und Menschen mit Bauchspeicheldrüsenprobleme empfehlenswert.

Osteoporose: Diät und Hormon-Therapie

Für Patientinnen mit beginnender oder bereits bestehender Osteoporose

Die Osteoporose ist eine quantitative Verminderung des Knochengewebes bei erhaltener Knochenstruktur. Zur selben Zeit treten vermehrt heparinhaltige Mastzellen im Knochenmark auf. Es ist ein multifaktorielles Geschehen, dessen Ätiologie für die konservative Medizin weitgehend unbekannt ist. Teilweise macht man eine primäre Kalzium- oder Knochenstoffwechselstörung dafür verantwortlich. Allerdings konnte bisher trotz Kalziumgaben keine Reossifizierung osteoporotischer Knochen nachgewiesen werden. Ausserdem geht man von einem Östrogenmangel aus. Mit dem Eintreten der Menopause geht die Östrogenproduktion zurück. Es handelt sich um eine Involutions-Osteoporose. Am stärksten gegen die Östrogentheorie spricht, dass die Osteoporose sich über Jahrzehnte entwickelt. Allerdings ist es eine Tatsache, dass Östrogengaben die durch die Osteoporose bedingten Beschwerden mildern. Als der Weisheit letzter Schluss wird eine multifaktorielle Ursache angenommen.

Aus alternativer Sicht sind in der Therapie der Osteoporose zwei Dinge zu beachten:

→ Die Diät nach WERTHMANN
Durch die hohe Überempfindlichkeit der Bevölkerung auf Kuhmilch- und Hühnereierprodukte kommt es zu einer für den Patienten unbemerkten Darmschleimhautzerstörung. Die Atrophie der Schleimhaut bewirkt eine deutliche Beeinträchtigung der Absorption von Kalzium. Lässt man die Lebens- und Genussmittel aus Hühnereiern und Kuhmilch weg, so verbessen sich sofort die Absorptionsmöglichkeiten. Die verminderte Eiweisszufuhr raubt zur Abbindung des Eiweisses nicht mehr so viele Kalziumionen.

Daher sind folgende Lebensmittel zu meiden:

- Kuhmilch: Alle Produkte aus Butter, Topfen, Rahm, Molke, Joghurt-Salatdressing, Joghurt, Käse aus Kuhmilch, Mischkäse mit anderen Milchen, jede gewöhnliche Margarine, Schokolade
- Hühnereier: Kuchen, Torten, Knödel, Paniertes, Mayonnaise, Biskotten, Kekse, Eierteigwaren, Omeletten, chinesische Suppen und Frühlingsrollen

Die als Ersatz angebotenen Schaf- und Ziegenmilchprodukte enthalten 50 Prozent mehr Kalzium.

→ Pflanzliches Gestagen (Progesteron)

Aus amerikanischen Studien weiss man, dass Osteoporose nicht auf Östrogenmangel zurückzuführen ist, sondern auf Progesteronmangel. Der Progesteronspiegel senkt sich bereits zehn Jahre vor der Menopause ab und verursacht langsam die Entkalkung. Da man nicht gerne mit künstlichen Hormonen arbeitet, muss man zu Ersatzprodukten greifen.
Die *specific body cream PRO-GESTCreme*[7] führt dem Körper pflanzliches Progesteron (Gestagen) zu (vor Gebrauch den naturheilkundlichen Arzt konsultieren).

Auch diätetisch kann dieser Mangel behoben werden. Die Osteoporose wird positiv über eine induzierte Progesteronbildung beeinflusst. Es empfiehlt sich der vermehrte Genuss folgender Gemüse- und Obstsorten:
Yam, Knoblauch, Roggen und Weizen (geschrotet), Soja, Äpfel, Granatäpfel, Fenchel, rote und grüne Bohnen, Erbsen, Vollkorn, Hafer, Süsskartoffel, Kartoffel, Karotten sowie Lakritze.

Achtung: Alle Kostvorschläge sind über mehrere Jahre hinweg einzuhalten.[8]

Indikationen für Schaf- und Ziegenmilch:
Allergien gegen das Kuhmilcheiweiss
bei Osteoporose
zur Fastenkur und zur Milch-Semmel-Kur nach F. X. MAYR
bei allen chronischen Krankheiten, egal ob degenerativer, karzinomatöser oder infektiöser Natur
Gebissstörungen bei Kindern

Abb. 36 Indikationen für Schaf- und Ziegenmilch

[7] *Erhältlich bei: Apotheke am Lauenstein, Am Lauensteinerplatz, D-29223 Celle.*

[8] *Dazu sind folgende Bücher erschienen:*
WERTHMANN, K.: Schaf- und Ziegenmilch, Hilfsmittel im Heilungsprozess;
WERTHMANN K.: Ernährungsumstellung für chronisch Kranke und Allergiker, Kochrezepte;
WERTHMANN K.: Kinderallergien.
Die Bücher sind erhältlich unter folgender Adresse:
Institut für Allergie und Regulationsforschung, Auerspergstrasse 15, A-5020 Salzburg, Tel. +43-662-88 33 84, Fax +43-662-87 99 12, Internet: http://www. diaet.at und http://www.allergie.at.

Sojamilch

Sojamilchprodukte sind aus der Ernährung der Allergiker nicht mehr wegzudenken. Solange die adaptierte Kindermilch aus Soja für die Ernährung der Säuglinge und Kleinkinder verwendet wird, sind überschiessende Reaktionen nicht zu erwarten. Die Adaption[9] heisst in jedem Fall eine Anpassung der jeweiligen Kindermilch auf die prozentuale Zusammensetzung der Muttermilch bezüglich Eiweiss, Fette und Kohlenhydrate. Viele Mütter verdünnen Sojamilch nach Gutdünken. Dies ist problematisch.

Weil die Sojamilch als ein pflanzliches Produkt eingestuft wird, wird sie pur verfüttert. Die Sojamilch ist für den Kinderdarm zu opulent und schlecht verdaubar. Die Bauchspeicheldrüse produziert nicht genügend Fermente, und die Fettanteile lösen über die nicht konjugierten Gallensäuren Durchfall aus. Zudem werden die Kleinen wegen der Gasbildung unruhig. Die entstehenden Fehlprodukte müssen entsorgt werden. Dazu dient oftmals das Hautorgan, das Exantheme, oder es bildet sich eine Dermatitis, die der Neurodermitis ähnlich ist. Bei besonders atopischen Kindern können selbst die adaptierten kuhmilchfreien Kindermilchen bestehende Hautallergien verstärken. Im Grossen und Ganzen sind Sojamilchprodukte bei einer Kuhmilchallergie eine gute Alternative.

Die Sojamilch ist eine hervorragende Angebotserweiterung. Bereits gibt es aus Soja gefertigten Schlagrahm, Sauerrahm und Pudding in verschiedenen Geschmacksrichtungen. Ein grosser Schritt war, als Sojaprodukte in den Grossmärkten Einzug hielten. Dies hat sich für die Konsumenten preislich sehr positiv ausgewirkt.

Wichtig bei der Zubereitung: Die Sojamilch darf nicht bis zum Siedepunkt erhitzt werden. Dies bringt eine Geschmacksveränderung mit sich und ist häufig der Grund für die Ablehnung von Sojamilch. Wenn eine Flasche zubereitet wird, hitzt man zuerst die entsprechende Wassermenge auf, fügt eventuell etwas Reisschleim zur Eindickung und für den höheren Kalorienbedarf hinzu und lässt das Ganze leicht abkühlen. Erst dann wird das Sojapulver beigefügt.

9 *Bewährte Kindermilch aus Sojabohnen, Milupa Som (Sondermilch ohne Milch), Humana SL (sans lac), Galactina Mammina.*

Hühnereier und andere Vogeleier

Eier stellen für den Körper einerseits ein hochpotentes Antigen dar und sind andererseits schwer verdaulich. Wegen seiner Fettanteile stellt das Ei hohe Ansprüche an den oberen Dünndarm. Als Antigen wirkt es als Primärantigen und zugleich als Verstärker anderer Allergien über die sich daraus ergebenden Verdauungsschwierigkeiten. Das Ei bedarf verschiedener Verdauungsleistungen, die bei der Mukosa-Atrophie deutlich eingeschränkt sind. Das Ei, egal von welchem Vogel, ist fetthaltig und kann nur über die Mizellenbildung vom fettlöslichen in den wasserlöslichen Zustand überführt und damit absorptionsfähig gemacht werden. Diese Leistung ist bei einer kranken Schleimhaut deutlich eingeschränkt und führt zu Durchfall. Eier sollten deshalb unbedingt gemieden werden.

Das Ei dient vornehmlich dem Wachstum des keimenden Lebens. Es enthält besonders viele Spurenelemente und Aminosäuren für den Nerven- und Hirnstoffwechsel. In der Antigenität besteht prinzipiell kein Unterschied zwischen dem Eigelb und dem -weiss. Beide enthalten das Ovalbumin als Antigen. In vielen Familien sind Hühnereier aus dem Menüplan nicht wegzudenken. Studien haben gezeigt, dass der Durchschnittsösterreicher 2 bis 3 Eier pro Woche konsumiert (für die Schweiz dürften die Zahlen ähnlich sein). Die Eier sind u. a. in Kuchen, Torten, Paniertem, Überbackenem, Nudeln und Flädlisuppen versteckt.

Das Ei ist in den ersten Monaten gänzlich aus dem Menüplan zu streichen. Dasselbe gilt für andere Vogeleier. Zuerst muss die Schleimhaut aufgebaut werden und das Zusammenspiel mit der Bauchspeicheldrüse wieder funktionieren, bis wieder Eier von Puten, Wachteln, Gänsen oder Enten konsumiert werden dürfen.

Nachdem sich die Darmschleimhaut erholt hat, also kurz nach Diätbeginn und dem Wiederherstellen eines adäquaten Bakterienrasens, können zur Abwechslung Eier von Puten, Gänsen, Enten und Wachteln verwendet werden. Alle diese Eier haben mit den Hühnereiern nichts gemeinsam. Wenn Durchfall oder Hautausschlag nach dem Genuss dieser Produkte auftritt, handelt es sich nicht um eine Allergie gegen diese Eier, sondern ist Zeichen einer angeschlagenenen Dünndarmschleimhaut (das heisst, wegen der verunmöglichten Mizellenbildung besteht eine Überlastung). Die nicht konjugierten Gallensäuren wirken wie Abführmittel. Man muss den weiteren Genuss von Eiern umgehend einstellen.

Die Eier von Gänsen und Enten bedürfen einer besonderen Erwähnung. Sie sind häufig mit Salmonellen (Durchfallerreger) durchsetzt und sollten daher nur gekocht konsumiert werden.

Auf Süssigkeiten und Backwaren kann problemlos verzichtet werden. Es gibt genügend leckere Speisen aus Reis, Kartoffeln, Polenta, eilosen Teigwaren aus Italien oder Hartweizengriess. Den ersten Hinweis auf den Ei- und/oder Kuhmilchallergiker erhält man mit der Frage: «Bevorzugen Sie Süssspeisen oder Saures?» Sobald jemand gerne Süsses mag, isst er zu viele Hühnereier- und Kuhmilchprodukte.

Paniertes ist zwar lecker, enthält aber nebst Brotkrümmeln Milch und Eier. Selbst die vorfabrizierten oder im China-Restaurant zubereiteten Fischstäbchen haben eine Eiweissschicht.

Die Bindekraft des Eis wird ersetzt durch Sojamehl, Maizena, Mondamin oder Pfeilwurzmehl.

➔ Ersatzpanier aus Sojamehl, Sojamilch und Brosamen: Das Paniergut im Sojamehl drehen (Sojamehl bindet), dann in Sojamilch (oder Schaf- bzw. Ziegenmilch) und zuletzt in Brosamen wenden. Anschliessend in der Bratpfanne anbraten.

Zellulosebelastung

Die Zellulosespaltung betrifft den Punkt 3 in der Anleitung zur Diät nach WERTHMANN. Dieser Punkt ist erst später in das Programm aufgenommen worden, ist allerdings zentral: Betroffen ist jene Patientengruppe, die deutlich unter der Atrophie der Darmschleimhaut leidet. Häufig werden die Krankheitsbilder als Candidainfektion, «leaky gut» (durchlässiger Darm) oder chronische Müdigkeit («chronic fatigue syndrom») bezeichnet. Die Patienten klagen über einen Gasbauch oder Herzbeschwerden, verursacht durch das hochgestellte Zwerchfell und damit quer gelagerte Herz. Die Säuglinge leiden unter Wind und weisen typische Gärbäuche auf. Die Wirkung der Fehlprodukte im Darm und die Entgiftungsschwäche in der Leber äussern sich durch Müdigkeit, Verdauungsschwäche und Antriebslosigkeit.

Vielen allergischen Krankheiten liegt das verminderte Spaltungsvermögen von Zellulose durch die Darmbakterien zugrunde.

Hier handelt es sich um Menschen, die grundsätzlich gesund leben und denen die Gesundheit etwas bedeutet. Sie wissen nicht, dass ihr Körper unter einer Mukosa-Atrophie leidet. Der daraus resultierende pathologische Bakterienrasen kann die Zellulose nicht oder nur teilweise spalten. Die Karenz der Primärantigene normalisiert die Mukosa, dann gliedern sich wieder normale (physiologische) Bakterien in das enterale Milieu ein. Die anfallende Zellulose kann verdaut werden. Nur die geschilderte Reihenfolge lässt eine komplette Heilung erwarten. Man wird immer wieder mit dem Problem Candida-Gasbauch-Blähungen usw. konfrontiert.

Der Aufschluss der Zellulose gelingt nur durch das Kochen

Im Alltag bedeutet dies, dass man den Patienten anfänglich auffordern muss, alle drei Punkte (Kuhmilch, Hühnereier und Zellulose-Speisen) zu beachten. Die Zellulose kann auf verschiedene Weise teilweise aufgebrochen werden. Das Kochen von frischem Obst und Gemüse ist die einfachste und wirkungsvollste Art. Das Raffeln oder Zerschneiden mit der Fruchtpresse bricht zwar nicht so hochwertig wie das Kochen, ist aber besser als gar keine Zerkleinerung. Auch Obst und Gemüse aus Büchsen unterliegt nicht dem Zerlegungsprozess der Zellulose wie beim Kochen. «Al dente» gekochtes Gemüse ist meist zu hart und deshalb für das Gebiss ungeeignet. Auch hat es sicher nicht die erforderliche Zerlegung der Zellulose zur Folge.

Wird die Zellulose nicht aufgebrochen, gärt sie im Darm. Die dabei entstehenden Gäralkohole belasten die Leber und bilden im Blut einen Alkoholspiegel. Die dabei auftretenden Gärgase (geruchloses Methanol) treibt das Eiweiss in den Dickdarm. Dort fault es und bildet die stark stinkenden Faulgase.

Nüsse sind ein spezielles Nahrungsmittel: Sie sind wie die Eier ein Allergen und ein Fett zugleich. Als Immunogen sind sie in der Schokolade weit verbreitet, denn Schokolade enthält in der Grundmasse Nüsse. Auftretende Übelkeit muss nicht wegen einer Allergie auftreten, sondern kann auch durch die fehlende Mizellenbildung verursacht werden.

Histaminbringer

Schon RECKEWEG schreibt, dass das Histamin (siehe auch unter Punkt 5 der Diät nach WERTHMANN), das Serotonin und die Prostaglandine allergische Reaktionen auslösen oder verstärken. Deshalb sollen Allergiker und chronisch Kranke das Fleisch, das in ihrem Aminosäurenmuster mehr von den genannten lebenswichtigen Säuren enthält, nach Möglichkeit meiden. Mensch und Schweine haben beinahe dasselbe histaminreiche Fleisch. Deshalb weisen Schweine eine so enge Beziehung zum Menschen und seinen Krankheiten auf. Vielleicht ist dies auch der Grund, weshalb Schweinefleisch so beliebt ist.

Verschiedene Faktoren greifen in das allergische Geschehen ein (Abb. 37), die meist erst nach Ausbruch der Allergie beachtet werden. In der Abbildung wird ersichtlich, wie Histamin als Vermittler überschiessender Reaktionen Allergien begünstigen kann. Es soll nochmals betont werden, dass das IgA die Schiene des IgE und des Histamins deutlich bremsen kann. Allerdings muss eine gut ausgebildete Darmschleimhaut bestehen.

Gründe für einen Allergie-Ausbruch

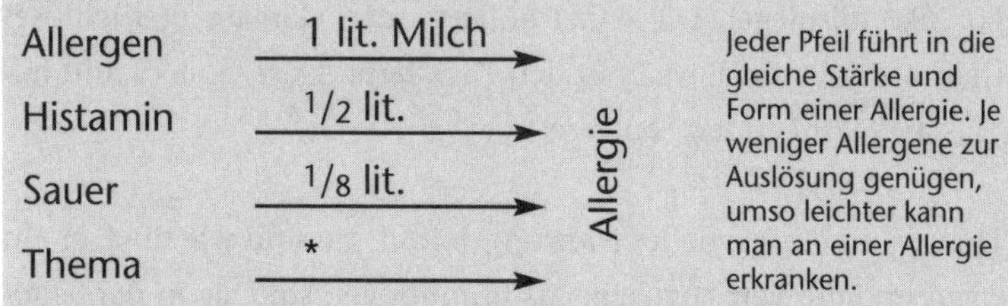

Abb. 37 Gründe für einen Allergie-Ausbruch

Wie Abb. 37 zeigt, gibt es verschiedene Möglichkeiten, eine allergische Krankheit auszulösen. Die Stärke einer allergischen Reaktion hängt nicht nur vom Vorhandensein einer bestimmten Antigenmenge ab, sondern verläuft auch umso leichter, je saurer oder histaminreicher das Milieu ist. Die Antigenmenge und ihre Fähigkeit, eine allergische Reaktion auszulösen, hängt vom Vorhandensein verschiedener Verstärker ab. Die Abbildung soll zeigen, wie wichtig dabei das Umfeld ist.

Aus den vier Beispielen geht hervor, dass die Reduktion der Antigenmenge bei jedem Verstärker unterschiedlich starke klinische Beschwerden hervorruft. Als Beispiel dient eine allergische Erkrankung, deren Auslöser ein Liter Kuhmilch ist.

Der zweite Pfeil zeigt, dass eine grössere Menge der Auslösersubstanz Histamin genügt, um bereits bei halber Allergenmenge die gleichen Beschwerden auszulösen. Das saure Milieu (dritter Pfeil) benötigt zur Aktivierung noch weniger Antigene. Es ist zu bedenken, dass ein saures Milieu auch durch eine charakterliche Schwäche erzeugt wird. Bei gewissen Menschen ist das «Sauersein» auf Mitmenschen oder Begebenheiten ein Dauerzustand.

Der vierte Pfeil weist auf ein spezielles Kapitel hin: Allergien als Folge von vegetativen Balancestörungen. Die Psyche ist bei jeder Körperreaktion mitbeteiligt – besonders aber bei Allergien. Diese sind überschiessende Reaktionen, ähnlich wie ein explodierender Vulkan. Jeder Mensch «nagt» an einem Thema, was zu allergischen Beschwerden führen kann. So manche Lebenskrise verbirgt sich hinter manifesten, nach Allergien anmutenden Symptomen.

Die Form der psychisch abhängigen Immunität benötigt in jedem Fall ein dafür geeignetes Terrain. Das heisst, eine grundsätzlich vorhandene Krankheit kann bei auftretenden Problemen jederzeit zunehmen.

Nasenallergiker

Nach RECKEWEG spielt das Nasenorgan bei der Vikariation eine zentrale Rolle. Das Nasenorgan bzw. die Nasennebenhöhle steht in enger Beziehung zum Darm. Eigentlich müsste das Nasenorgan zum Verdauungstrakt gezählt werden. Viele Darmstörungen sind auf die Nasenschleimhaut zurückzuführen. So mancher Heuschnupfen entpuppt sich als «Darmschnupfen». Viele Menschen registrieren ihren Schnupfen gar nicht mehr und nehmen ihre Niesanfälle als etwas Normales hin. Doch die Nasenregion hat einen besonderen Einfluss auf den Darm, daher ist bei jedem Darmkranken auf die Nasenregion zu achten. Alle ätherischen Öle üben Reizungen auf die Nasenschleimhaut aus, die diese an die Darmschleimhaut weitergeben. Die weit verbreitete Meinung, wonach Zwiebeln gesund sind, trifft nur bedingt zu. Das Homöopathikum Alium cepae stammt von der Zwiebel. Eine homöopathische Regel lautet: Grosse Dosen zerstören, kleine Dosen regen an. Wenn also Alium cepae in homöopathischer Verdünnung bei Nasenschleimhautleiden eingesetzt wird, darf man nicht die Ursubstanz – in diesem Fall die Zwiebel (gleich welcher Form) – konsumieren. Zwiebeln sind vor allem in Suppenwürfeln enthalten. Auch Lauch sollte gemieden werden.

Die Allergie als Folge von vegetativen Balancestörungen

Das Wissen um die Psycho-Neuro-Endokrino-Immunologie findet leider immer noch nicht genügend Beachtung im Ärztealltag. Das Immunsystem ist komplex und reagiert nach eigenen Gesetzen. Es ist eine der ältesten Einrichtungen des Vielzellers und versteht daher andere archaische Systeme wie das sympathisch-parasympathische Nervensystem. Dieses Nervengeflecht führt in die Matrix und wird auch vegetatives Nervensystem genannt.

Die oberflächlichen Reaktionsmuster sind den Ärzten hinlänglich bekannt, aber die psychischen Einflüsse als Auslöser von Allergien werden zum Teil strikte abgelehnt oder schlicht nicht zur Kenntnis genommen. Die Psychosomatik lehrt das Zusammenspiel von psychischen (seelischen) und körperlichen Reaktionen. Über die Hypophyse, den Hypothalamus und die peripheren endokrinen Hormonsysteme (Schilddrüse, Gonaden) nimmt das Psychoneuroendokrinium Einfluss auf das Zentralnervensystem. Eine weitere Kooperationsmöglichkeit zwischen dem Neuroendokrinium und der Psyche einerseits und dem Immunsystem andererseits ist das vegetative Nervensystem. Damit kommuniziert das Immunsystem auf allen Ebenen. Man könnte es ohne weiteres als das «sechste Sinnesorgan» bezeichnen. Dieses Sinnesorgan dient der Freiheit des Menschen.

Defizite im Immunbereich sind primär auf Fehler in der genetischen Struktur bzw. des Genoms zurückzuführen. Die sekundären Schwächen treten jedoch nur zum Teil aufgrund von konstitutionellen bzw. genetischen Veranlagungen auf, denn neben der Konstitution entscheidet auch die Kondition darüber, welche Reize (somatisch, psychisch) in welcher Stärke wahrgenommen und «beantwortet» werden. Hier wird die enge Beziehung zwischen den körperlichen Immunreaktionen und den individuellen Reaktionsweisen des Einzelnen sichtbar. Die Verarbeitungsweise von Erlebnissen und die Persönlichkeit beeinflussen den Verlauf von allergischen Krankheiten stark. Die Therapie kann sich daher nicht mehr bloss auf die Verhinderung einzelner Reaktionen beschränken, sondern muss sich kausal dem «Minusorgan» Psyche zuwenden.

Hirnprogramm

Betrachtet man Allergien aus der Sicht der Psychologie, ist die Rede von sogenannten Hirnprogrammen, die gegen den Körper gerichtet sind. Dies ist vermutlich der Grund, weshalb eine Allergie jahrzehntelang andauern kann, dann plötzlich in ihrer Intensität nachlässt und sich aus unerklärlichen Gründen plötzlich wieder verstärkt. Ein solcher Verlauf ist bei gleich bleibender Exposition medizinisch unlogisch, denn die Wirkung eines toxischen Verursachers steht in einem proportionalen Verhältnis zu seiner Einwirkdauer und Stärke. Bei einer rein stofflichen Allergie klingen die Beschwerden nach dem Wegfall des Verursachers ab und treten erst dann wieder auf, wenn der Auslöser wieder vorhanden ist.

Das Hirnprogramm hat eine spezielle Aufgabe, ihre Wirkung ist jedoch genereller Natur. So ist es völlig unwichtig, ob ein Hirnprogramm als Auslöser einer Überempfindlichkeit gegen bestimmte Speisen wirkt oder generell für jedes Essen einzusetzen ist. Einzelne Hirnprogramme bestehen Jahrmillionen (z. B. der Mayor-Histokompatibilitätskomplex [MCH] zur Sicherung der artspezifischen Entwicklung), andere weniger lang (z. B. die Human Leucocytes Antigens [HLA] zur Weitergabe der Konstitution oder des Einzeltyps in der Familie). Manche dauern nur ein Tausendstel Sekunden. Einzelne Programme werden über die Fetalzeit hinaus weitergegeben oder können im Sinne von «Das Leben ist die gelebte Erfahrung» wieder aufgehoben werden.

Die Interaktionen zwischen der Angst und dem immunologischen Bereich sind mannigfaltig, wobei die Angst nur für Bruchteile einer Sekunde vorhanden ist und daher vom Patienten unbemerkt bleibt.

Die Angst als Auslöser überschiessender Reaktionen hat viele Facetten und verbirgt sich hinter jeder Beschwerde. Die symptomatische Medizin bezeichnet solche Krankheiten als neurovegetative oder psychosomatische Störungen. Dabei wird ausser Acht gelassen, dass die beiden sensorischen Systeme des Körpers, das Nerven- und das Immunsystem, in enger Verbindung zueinander stehen.

Das zentrale Element eines Hirnprogrammes ist die reflektorische Wirkung auf den Körper.

Als Folge einer neurotischen Fehlhaltung kann die Angst ein Hirnprogramm sein, das durch Assoziationsketten (Unzahl von Ausfächerungen) immer wieder gespeist wird. So kann das Asthma bronchiale das Lebensthema enthalten – «In dieser Umgebung kann ich nicht atmen, leben», oder «Hier geht mir die Luft aus». Eine Pollinose (Schnupfen und Niesanfälle) ist das Pendant für versteckte, verbotene Tränen. Es ist daher wichtig, dass in der Therapie die Summe der Einzelsymptome als ein Manko der somatischen oder psychischen Seite erkannt wird. Dabei ist nicht die Behandlung der Beschwerde wichtig, sondern die Änderung des kausal über die Schiene «Angst» ablaufenden Hirnprogrammes. Es ist völlig belanglos, ob das Hirnprogramm als ein asthmatischer, kolitischer oder neurodermitischer Ausbruch in Erscheinung tritt oder über einen visuellen Reiz, ein akustisches Erinnertwerden (Reizwort) oder einen Geruch ausgelöst wird. Je nach Konstitution und Minusorgan fällt die Symptomatik aus.

Alltägliche Hinweise auf ein Hirnprogramm als Auslöser einer Allergie

Die Beschwerden treten unter gewissen Umständen ein:

- immer am gleichen Ort wie z. B. zu Hause, im Bett, in der Schule, im Kino usw.
- immer zur gleichen Zeit, z. B. am Wochenende, vor dem Schlafengehen, beim Warten in der Schlange, bei der Einfahrt zum Elternhaus usw.

- bei anatomischen Prädispositionen: kreisrunder Juckreiz am Gesäss, am Rücken (jedenfalls an keinem Akupunkturpunkt), Kribbeln an keiner für ein bestimmtes Gelenk typischen Stelle
- ohne pathologisches Substrat, z. B. Juckreiz ohne Hautveränderungen, Zahnschmerzen ohne pathologische Befunde usw.

Solche Beschwerden werden sehr leicht als hysterisch abgetan. Ob man Salben oder Bäder verordnet, Kortison einsetzt oder eine andere Therapie versucht: man muss auf das Problem eingehen. Erfahrungsgemäss wird man auf solche Zusammenhänge erst beim zweiten oder dritten Besuch des Patienten aufmerksam, nämlich dann, wenn keine immunologisch relevante Therapie erfolgreich ist. Das Phänomen ist folgerndermassen zu erklären: Im Gyrus präcentalis, der Hirnwindung, sind sämtliche Teile unseres Körpers vorhanden. Solange nur das eine, problembereitende Körperteil energetisch beleuchtet wird und dann wieder dem nächsten Platz macht, herrschen normale Zustände. Wird aber ein Körperteil vermehrt mit einem Bedeutungsgehalt beleuchtet und läuft ein Problem im Unterbewusstsein ab, dann korrespondieren die beiden. Dies wird vor allem durch den menschlichen Computer ermöglicht, der das Gedächtnis, in dem jede Wahrnehmung auf den Bedeutungsgehalt hin codiert ist, prüft.

Verkörpert ein Ort, ein Wort oder eine bestimmte Situation eine negative Erfahrung, die mit Angst verbunden ist, kann dies zum Hirnprogramm werden. Besonders beeinflussbar ist das Hirnprogramm bei Kindern bis zum siebten Lebensjahr. In dieser Zeit übernehmen die Kleinen vieles, das ihnen zwar nie gesagt wurde, aber latent vorhanden ist. Sie merken etwa, dass der Vater das andere Geschwister bevorzugt. Oder sie übernehmen die Angst der Mutter vor einer für sie schmerzhaft oder negativ empfundenen Krankheit oder Situation. Entsprechend der kindlichen Vorstellung können Verlustängste entstehen, die nach einem Zeitintervall von 3 bis 15 Jahren in den verschiedensten Reaktionen in Erscheinung treten. Darunter fallen viele allergisch anmutende Symptome.

Eine weitere wichtige Beobachtung im Zusammenhang mit allergischen Krankheiten ist der versteckte Versuch, aus einer Situation auszubrechen. Sehr oft artikulieren Elternteile ihre Sorge für die Allergie ihres Sprösslings und wollen plötzlich «gesund leben». Im persönlichen Gespräch werden dann die Spannungen innerhalb der Familie oder Partnerschaft offenkundig. Dass diese mit der Allergie des Kindes zu tun haben, merken sie vielfach nicht (siehe untenstehende Abbildung).

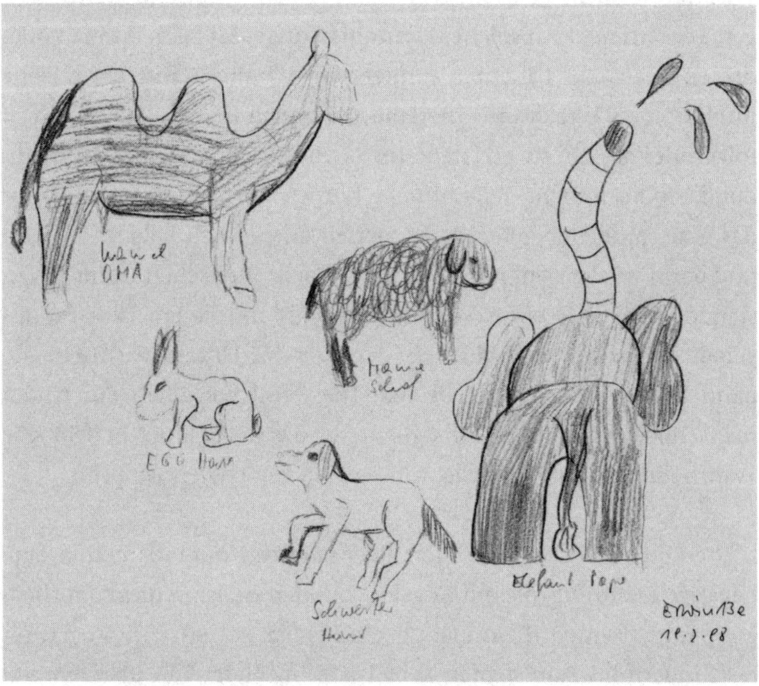

Abb. 38 Gespaltene Familie

Bei Abb. 38 handelt es sich um eine Familie mit zwei Kindern, die an multipler Allergie leidet. Diese Erkrankung ist Ausdruck einer schweren Störung in der familiären Beziehung, vor allem zwischen den beiden Elternteilen. In der zeichnerischen Darstellung der familiären Situation durch den Sohn erkennt man die Probleme des Vaters, der an der Übermächtigkeit seiner Mutter leidet und nun eine gestörte Beziehung zu seiner Ehefrau hat, so dass der Sohn die Mutter als kleines Schaf wahrnimmt. In diesem Fall ist die Allergie neben der Therapie wie bei der «Symbioselenkung» mit einer Psychotherapie zu behandeln.

Jedes psychische Problem kann sich über somatische Symptome bemerkbar machen.

Die seelischen und somatischen Vorgänge im Aufbau von Empfindlichkeiten bis hin zu den Überempfindlichkeiten sind identisch. Eine Heilung kann nur mittels Therapie beider Bereiche erfolgen. Dabei darf die Umwelt (z. B. familiärer Druck) als vertiefendes Agens nicht unterschätzt werden. Die köperliche Seite wird mit der Diät nach WERTHMANN, einem isopathischen Darmmittel und einem Milieu-Homöopathikum entsprechend de betroffenen Organ behandelt. Die psychischen Probleme sind mit einer Psychotherapie und einer Familientherapie zu behandeln.

Allergische Krankheiten aus dem Darmbereich

Dieses Kapitel besteht aus Vorschlägen zur Besserung oder Heilung von chronischen und/oder allergischen Krankheiten. Es ist sehr schwierig, die einzelnen Krankheiten nur einem einzigen Wirkbereich zuzuordnen, da viele Synonyma bestehen. Obwohl alle Fern-

Darmallergien und Folgekrankheiten
1. Atemwegserkrankungen • Schniefen der Säuglinge • Bronchitis spastica, asthmoides Asthma bronchiale • Heuschnupfen, Pollenallergie, Nasen-Nebenhöhlen-Erkrankungen
2. Hautkrankheiten • Vierziger, Milchschorf, Neurodermitis • Dermitis seborrhoides, Vitiligo
3. Magen-Darm-Krankheiten • Pförtnerkrampf, Koliken (z. B. Nabelkoliken) • Durchfall, Verstopfung, Blähung • Magen- und Darmgeschwüre • Kolitissyndrom (Beschwerden aller Art)
4. Gelenkserkrankungen • Gelenksentzündung, Monarthritis juvenilis rheumatica • Polyarthritis rheumatica (primär chronische) • Weichteilrheumatismus
5. Immunstörungen • Infektanfälligkeit der Kinder • eitrige, chronische Mittelohrenentzündung • Hyperplasie der adenoiden Vegetation («Polypen»)
6. Nervenkostüm • Unruhe, Ein- und Durchschlafschwierigkeiten • Konzentrations- und Merkfähigkeitsverlust
7. Knochenapparat • Osteoporose • Zahnkaries, pulpentote Zähne • Haltungsschäden, Wirbelsäule

Abb. 39 Vikariation von Darm und Schwachorganen

störungen vom Darm ausgehen, können sie wegen der verschiedenen familiär und genetisch bedingten Schwachorgane unterschiedlich ausfallen. Der eine leidet mit derselben Allergie an einer Pollinose, der andere an einem Asthma bronchiale. Zusammenfassend lässt sich sagen, dass alle Krankheiten sich auf den Darm reduzieren lassen.

In Abb. 39 werden die einzelnen allergischen Zustände dem Erscheinungsorgan entsprechend aufgelistet. Eine Neurodermitis wird demnach unter Hautkrankheiten zu finden sein und Bauchkoliken unter Krankheiten des Bauches.

Die in Abb. 39 aufgelisteten Krankheiten weisen eine eindeutige Chronizität auf. Doch ist dies nicht immer der Fall. Manchmal ist es sehr schwierig, zu wissen, ob es sich um einen chronischen Verlauf handelt oder nicht, wie z. B. bei der Infektanfälligkeit. Sie ist ein Chamäleon. Einerseits zeigt sie immer wieder akute Ausbrüche, andererseits sind die Kinder häufig krank. Um eine Krankheit als chronisch einzustufen, bedarf es der Erfüllung mehrerer Kriterien.

Die Chronizität einer Krankheit

Die Chronizität einer Krankheit wird charakterisiert durch

- ein chronisch gestörtes Darmmilieu mit Schleimhautzerstörung und Veränderung des Mikrobenbesatzes
- eine Verformung der Reaktionskurve nach SELYE; es fehlen neben der Latenzphase entweder der Schock- oder der Antischockteil
- eine weitere Störfeldeinwirkung

Die Schockphase wird ganz vom Sympathikus beherrscht, die Antischockphase vom Vagus. Nur so wird die Heilung einsichtig, und trotzdem ist sie manchmal schwer zu erkennen. Selbst die Degranulation der Mastzelle ist ein Heilvorgang. Sie ist vom vagalen Part abhängig und stellt einen Heilversuch des Körpers durch Abbindung von Substanzen dar, die nicht unendlich abgebaut werden können.

Dies ist deshalb wichtig, weil sich hinter den klinischen Zustandsbildern bereits Lösungsversuche des Körpers verstecken. Die Degranulation der Mastzelle löst Asthma, Kolitis oder Neurodermitis aus und ist dennoch ein körperlicher Lösungsversuch. Demnach können Krankheiten auch Denk- und Handlungsansätze bieten.

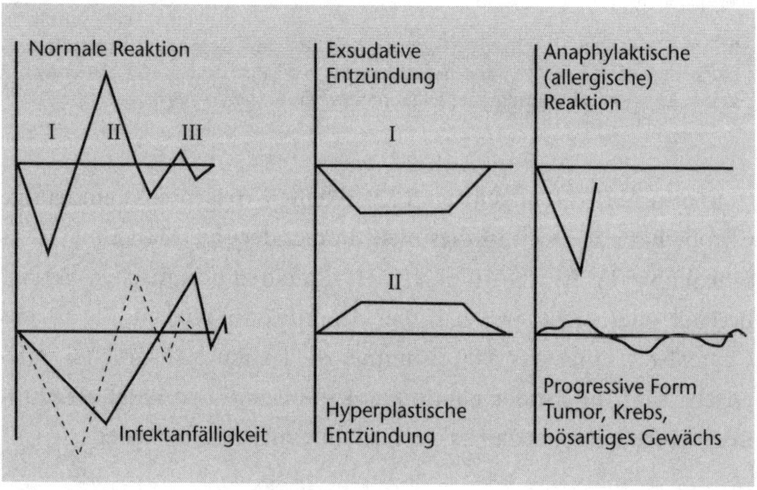

Abb. 40 SELYE-Kurve und ihre Abänderungen

Erklärungen zu Abb. 40: Das erste Feld oben links stellt eine normale Reaktionskurve dar. Sie enthält die drei Kurvenelemente Schockphase (I), Antischockphase (II) und Latenzzeit (III). Jeder Reiz, egal ob chemisch, thermisch, gastrisch oder mechanisch, löst eine Schockphase aus. Um diesen Teil zu kompensieren und die Antischockphase einzuleiten, benötigt man die Antischockstoffe, die dreifach konjugierten, ungesättigten Fettsäuren. Diese Stoffe werden vornehmlich vom normalen und ortsfesten Bakterienrasen des Darmes erzeugt. Wenn der Boden für die Darmflora nicht stimmt, verändert sie ihre Zusammensetzung, und die Antischockstoffe werden nur ungenügend oder gar nicht gebildet. Deshalb zeichnet sich die erste Variante (Infektanfälligkeit) durch eine deutlich verlängerte oder vertiefte Phase I und eine verkleinerte oder verkürzte Phase II aus.

Bei der zweiten Form der Fehlreaktionen fehlen neben der Latenzphase entweder die Schockphase (hyperplastische Entzündung) oder die Antischockphase (exsudative Entzündung). Chaotische Kurvenbilder werden bei der überschiessenden allergischen Reaktion (Anaphylaxie) und beim Krebs gebildet. In der Latenzzeit erreicht kein Reiz (neuer Infekt) den Menschen oder das System. Dieser Part ist bei der Neurodermitis sehr rudimentär ausgebildet.

Die Störfelder

Während der Kindheit sind die Gaumen- und Rachenpolypen Störfelder und ab dem fünften Lebensjahr zusätzlich die Nasennebenhöhlen. Der Darm missbraucht sie zur Ausscheidung seiner allergischen Stoffwechselprodukte. Bei der Nase ist der Entstehungsmodus ähnlich wie bei der Neurodermitis: Sobald sich die Schleimhäute in der Nase und ihren Anhangshöhlen zu einem nicht mehr zu bremsenden Störfeld entwickeln, wirken sie besonders auf das Darmorgan. Hier dürfte eine ontogenetische Verwandtschaft zwischen dem Nasen- und dem Verdauungsorgan eine Rolle spielen. Dieses gegenseitige Beeinflussen spiegelt sich in den Beschwerden der Infektanfälligkeit wider. Sie dürfen bei der Therapie nicht unterschätzt werden und müssen in jedem Fall therapiert werden.

Bei Kindern kann, wenngleich selten, der entzündete Blinddarm das Störfeld darstellen. Sehr oft sind Verwurmungen dafür verantwortlich. Man sollte sich bei jeder Schmerzattacke in der Blinddarmgegend auch fragen, ob nicht eine intestinale Allergie besteht.

Bereits in der Pubertät können quer gelagerte Zähne und Weisheitszähne im Immungeschehen schwerwiegende Störfaktoren darstellen. Auch die nicht angelegten Zähne gehören in diese Gruppe, denn die nebenstehenden Zähne füllen dieses Zahnfach aus und die auf dem damit verbundenen Meridianverlauf gelegenen Organe erhalten Fehlmeldungen. Die Weisheitszähne beeinflussen das Gemüt, das Herz und die Abwehrorgane. Zahnfleischfisteln sind Ausdruck einer Vereiterung und erfordern die Entfernung des Zahnes.

Ein Störfeld besonderer Art sind früh eingesetzte Amalgamfüllungen. Besonders folgenreich ist das Aufbringen des Schwermetallgemisches direkt auf das Zahnfleisch. Dieser «Kunstfehler» wurde zwar selten, aber immer wieder mal bei kariösen Milchzähnen praktiziert. Auch behandelte Wurzeln können zu schwerwiegenden Störungen führen. Von der Elektroakupunktur nach VOLL (EAV) ist bekannt, dass die meisten Störungen auf behandelte Wurzeln und

Amalgamfüllungen zurückzuführen sind. So sind beispielsweise viele Migräneattacken auf an der Wurzel behandelte Zähne zurückzuführen. Dies kann mit einem Orthopanröntgen (sogenanntes Panoramaröntgen) ermittelt werden. Als Therapeut ist man verpflichtet, bei den Kindern eine ebenso intensive Störfeldsuche zu veranlassen. Bei über 80 Prozent der Kinder gibt die Anamnese an, wo das störende Organ liegt. Eine Harn- und Blutuntersuchung sowie ein Röntgenbild der Nebenhöhlen sind die Basisbefunde.

Bauch- und Darmkrankheiten

Die Bauch- und Nabelkoliken

Die Mikrobiologie[10] bzw. die Fehlbesiedlung funktioniert nach eigenen Gesetzen. Solange die Darmflora ausgewogen und dem Alter entsprechend entwickelt ist, fühlt man sich gesund. Die Störungen der Darmflora (= Dysbakterie) können sehr verschiedene Symptome erzeugen, sogar Gegenteiliges bis hin zur Irritation des Nervenkostüms. Bei den Erwachsenen löst die Dysbakterie ein «chronic fatigue syndrom» und bei Kleinkindern Unruhe aus.

Besonders ausgeprägt zeigen Säuglinge und Kleinkinder eine Fehlbesiedlung an. Sobald ortsfremde Keime eine minimale Vergärung auslösen, wird die Gasbildung durch Weinen oder Unruhigsein signalisiert. Die durch einen falschen Stoffwechsel entstandenen Gärgase haben ihre Ursache in einer sehr frühzeitig und oft nur teilweise atrophischen und durchlässigen Darmschleimhaut. Teilweise schmerzen die Blähungen, oder die entstandenen Gifte werden in den Körper aufgenommen, wo sie als Nervengift wirken. Unruhe ist vorprogram-

[10] *Wissenschaft betreffend die Mikroorganismen, die durch die Erfindung des Mikroskopes möglich gemacht wurde. Die medizinische Mikrobiologie beschreibt die pathogenen Mikroorganismen und die durch sie verursachten Krankheiten und deren Bekämpfung.*

miert. Damit werden auch Koliken wie die sogenannten Zwei-, Drei- oder Viermonats- bzw. Nabelkoliken erklärbar. In solchen Situationen nützen Windsalben zwecks Bauchmassage und Weitertransport der Gase nicht. Wichtig ist, die Ursache zu erkennen. Selbst SONNENBORN weist in seiner Arbeit darauf hin, dass das häufige Auftreten von Blähungen und die damit verbundene Symptomatik (Schreien, motorische Unruhe, Koliken) auf eine pathologische Darmflora zurückzuführen ist. Die Veränderung der Darmflora entsteht nur, wenn der Boden – die Darmschleimhaut – zerstört ist.

Therapie von Koliken

Bei Koliken ist der Menüplan (dem Alter entsprechend) folgendermassen anzupassen:

- Handelt es sich um gestillte Säuglinge, muss die Mutter die Produkte mit den Primärantigenen Kuhmilch und Hühnerei aus dem Menüplan kippen. Denn alle Nahrungselemente finden sich in der Muttermilch wieder.

- Koliken bei ungestillten Kindern: Sofortige Umstellung auf Sojamilch. Die nicht gestillten Säuglinge bekommen ab sofort eine Kindermilch aus Soja (z. B. Milupa SOM®, Humana SL®, Galactina Mammina® sowie deren Breiangebote). Diese Milchen sind adaptiert, das heisst, sie sind der Muttermilch im Fettgehalt, in den Kohlenhydrat- und Eiweissanteilen ähnlich. Das Kuhmilcheiweiss wird durch das pflanzliche Sojaeiweiss ersetzt. Die hypoantigene Nahrung, die sogenannte HA-Nahrung, enthält ein wenig Kuhmilch und ist daher ungeeignet.

- Aufgepasst bei den kleinen Kindern, die z. B. auf dem Spielplatz Süssigkeiten erhalten.

Das Kolitissyndrom

Es wird ganz bewusst nicht auf die europäische Unterscheidung dieser schweren entzündlichen Erkrankung eingegangen, denn je nach Beurteilung wird die eine Erkrankung dem M. Crohn oder der ulcerösen Kolitis zugeordnet. Dieser starren und dennoch subjektiven Beurteilung entgehen die Autoren im englischen Sprachraum mit der Bezeichnung «Kolitissyndrom». Im Vordergrund liegt in jedem Fall die Schleimhautentzündung des Darmes, meist des Dickdarmes. Grundsätzlich ist eine Kolitiserkrankung von der Lippe bis zum After möglich. Einmal ist die Entzündung auf eine Stelle beschränkt, einmal ist sie im ganzen Verdauungsraum vorhanden. Die Ursache der verschiedenen Krankheiten liegen sehr nahe beisammen.

Zu trennen davon sind das Coecum mobile, das seine übermässige Mobilität aus fehlender oder nur teilweiser retroperitonealer Fixierung und dem Colon irritabile bezieht. Das Colon irritabile ist eine funktionelle Störung mit vieldeutigen, stark wechselnden Beschwerden im Mittel- und Unterbauch sowie geringen objektiven Befunden. Meist treten emotionelle, schmerzfreie Diarrhöen auf. In der Regel handelt es sich dabei um eine spastische Komponente. Man fühlt einen walzenförmigen, schmerzhaften Strang. Die Beschwerden sind häufig Ursache von Fehlinterpretationen bei Problemen mit anderen Organen (Magen, Bauchspeicheldrüse, Gallenblase, Leber, weibliches Genital).

Bei der Enterocolitis regionalis Crohn handelt es sich um eine chronische sklerosierende, granulomatöse und ulzeröse Entzündung, die transmural alle Schichten der betroffenen Organe befällt. Ein Drittel aller Erkrankten haben diese Störung im hinteren Teil des Dünndarms und ein Fünftel im Dickdarm. Aber drei bis fünf Prozent weisen diese Veränderungen auch im oberen Dünndarm sowie in der Speiseröhre auf. Grössere Schleimhauteinrisse können röntgenologisch erfasst werden und sind Ausgangspunkt für Fisteln. Diese können blind oder in den Nachbarorganen enden.

Das klinische Bild bei M. Crohn ist nicht einheitlich. Manchmal treten Blutungen auf; tendenziell verläuft die Krankheit schleichend und mit Schüben. Die Erkankung kann bereits im ersten Lebensjahr auftreten. Offenkundig ist der Stuhl, der aussieht, als ob die Darmschleimhaut an seiner Oberfläche kleben würde. Meistens wird der M. Crohn erst im Pubertätsalter manifest. Oft ist er begleitet von verspäteter Reife (Menstruationseintritt) und Wachstumsstillstand.

Die Colitis ulcerosa tritt vorwiegend im Alter zwischen 20 und 40 Jahren auf. Gewöhnlich beginnt sie in der Enddarmgegend und dehnt sich nach oben hin aus. Der Name rührt von der Entzündungsform und der Bildung von Geschwüren. Die Blut- und Schleimspuren im Stuhl sind typisch. Zwischen den Schüben gibt es lange schubfreie Intervalle.

Die Behandlung ist mit sehr grossem Fingerspitzengefühl vorzunehmen. Ein grosses Problem stellt die Umstellung von der antiinflammatorischen Behandlung mit Aminosalicylsäure (und eventuell Kortison) auf Isopathika oder Immunbiologika dar. Ein abruptes Absetzen ist falsch, denn die sogenannte Ausschleichzeit kann Wochen dauern. Das heisst, die Anpassungszeit an die neue Therapie hinkt den Symptomen hinterher. Die Reduktion ist langsam vorzunehmen und nach den klinischen Symptomen des Betroffenen zu richten. Der Patient kommt ohne weiteres ein bis zwei Wochen mit einer niedrigeren Medikamentendosis aus, um dann plötzlich (meist über Nacht) einen neuen Schub zu erleiden. Man muss unterscheiden zwischen der Ausdehnung der Entzündung im Darm und der Möglichkeit des Patienten, weitere Abwehrwege zu nutzen. Weiter ist zu bedenken, dass die Bildung der Immunkörper Zeit braucht, um einen entsprechend hohen Titer zu bekommen. Man beginnt die neue Therapie eher in einem Intervall.

Ein weiteres Problem besteht darin, dass bei solchen Patienten die Störfeldsuche erst mit der Umstellung zur ganzheitlichen Therapie beginnt. Der Auslöser wirkt weiter. Oft blockiert er die Immunzellen. Dies erkennt man besonders an der Blutdiagnostik unter dem Dunkelfeldmikroskop. Die Leukozyten werden durch Schwermetalle in ihrer Aktivität erheblich eingeschränkt. Manchmal weisen sie auch Farbveränderungen ins Gelbbraune auf. Solche blockierten Zellen werden auch nicht durch die neue, ganzheitliche Therapie aktiver. Erst die

Entfernung des Störherdes und der Schwermetalle aus dem Bindegewebe lassen in den Leukozyten neue Aktivitäten erkennen.

Das Ernährungsproblem besteht bei der Colitis ulcerosa darin, dass die intestinalen Eiweiss-, Wasser- und Elektrolytverluste zu ersetzen sowie genügend Kalorien zuzuführen sind. Wie aus ausgedehnten Untersuchungen (BROBERGER und PERLMANN 1959) hervorgeht, ist bei der Colitis ulcerosa nur in etwa 30 bis 50 Prozent eine allergische Genese vorhanden. Das Kuhmilch- und Hühnereier-Eiweiss kann man generell aussparen, bloss gibt diese Massnahme keine Erfolgsgarantie. Der klinische Zustand wird verbessert und die Krankheit in wenigen Fällen in ihrem Verlauf nachhaltig verändert. Nach wie vor sind die Ursachen des Kolitissyndroms unbekannt. Oft werden auf der Hülle des B. Koli Antikörper gegen diverse Allergene gefunden. Der Autor vertritt die Meinung, dass diese Krankheitsentwicklung die gleichen Vorgänge wie bei Diabetes mellitus bedingen. Die antigene Struktur der Molke bildet Antikörper, die in den verschiedenen Schleimhautzellen Ähnlichkeiten mit der Molke entdecken und «autoimmun» gegen diese vorgehen.

Man weiss, dass Entzündungen bei eiweisslastiger Ernährung eher entstehen. Um den Endobionten im sauren Milieu weniger Möglichkeiten zur Aufwärtsentwicklung einzuräumen, sollte von tierischem Eiweiss auf jenes von Fischen und im Ausnahmefall von Puten und Hühnern gewechselt werden. Allerdings sollten diese Nahrungsmittel mit Vorsicht verordnet werden! Es gibt Menschen, die Fischeiweiss nicht vertragen. Dosenfisch ist generell zu meiden.

Meist treffen mehrere Auslöserfaktoren zusammen. So ist immer wieder eine Besserung nach der Extrahierung von an der Wurzel behandelten Zähnen oder der Ausfuhr von Amalgam und anderen Schwermetallen feststellbar. Aber auch Fastfood oder Büchsennahrung kann die Schwermetall- oder Konservierungsmittelbelastung bringen. Ebenso das Wasser aus Zinkrohren. Natürlich können auch die Parastoffe (Haptene) in den Medikamenten (siehe Parabene Seite 121) Auslöser sein.

Therapie des Kolitissyndroms

Beginn/diätische Massnahmen

- Kost ohne Kuhmilch- und Hühnereiprodukte (WERTHMANN)
- Kost mit Ziegenmilch (Halbmilch!), evtl. Schafmilch (Halbmilch) und ihre Produkte
- Kost ohne wesentlichen Fett- und Zelluloseanteil
- reichlich Kohlenhydrate (gekochtes Obst, gedünstetes Gemüse)

Umstellungsphase: langsame Reduzierung der antiinflammatorischen Therapie und Aufbau einer neuen isopathischen Therapie mit:

- Notakehl® D5 Tabletten/Tropfen: 2 × 2 Tbl. tgl. (Kinder 2 × 20 Tr.)
- Rebas® D4 Supposit: 2 × 1 Supp. tgl. (Kinder 2 × 1 Supp. Rebas® D6)
- Utilin® N Tropfen: 2 × 2 Tr. tgl. in die Haut einreiben (auch Kinder) abwechselnd mit
- Recarcin N® Tropfen: 2 × 2 Tr. tgl. in die Haut einreiben (auch Kinder)
- Baseninfusion® 250 ml: 3 × wöchentlich intravenös
- Alkala® N Pulver: 2 × 1 Kaffeelöffel tgl. (Kinder 2 × 1 Mokkalöffel) in heissem Wasser auflösen und trinken
- Combizym® Tabletten: 2 × 1 Tbl. tgl.

Wechsel nach 2 Wochen:

- Rebas® kann in Kapselform eingenommen werden
- Utilin® N/Recarcin N Tropfen: nur noch 1 × 2 Tr. abwechslungsweise einreiben (tgl.)
- dafür Utilin® schwach Kapseln: 1 × 1 Kps. pro Woche (freitags) (Kinder bleiben weiterhin bei den Tropfen)
- Recarcin® schwach Kapseln: alternierend 1 × 1 Kps. wöchentlich (montags)
- Combizym®: 1 bis 2 × 1 Tbl. tgl.

→ Fisteln werden ab der 3. Therapiewoche mit Utilin® S schwach Kapseln alle 2 Wochen (1 × 1 Kps.) behandelt.

Abb. 41 Therapie des Kolitissyndroms

Therapie des juvenilen Kolitissyndroms

Die Therapie des juvenilen Kolitissyndroms gestaltet sich schwierig. Die Umstellung verlangt Fingerspitzengefühl. Auf jeden Fall muss mit Notakehl® (Penicillium notatum) begonnen und nach zwei bis drei Wochen auf folgende Medikation umgestellt werden:

- Das Grundschema besteht wie bei den Erwachsenen aus der Diät nach WERTHMANN und der Isopathie. Wichtig ist dabei das Alkalisieren, das mit Alkalie-Einläufen, Alkalan® Pulver oder einer Colon-Hydro-Therapie zu behandeln ist.

- Kleinkinder und Schulkinder der Unter- und Mittelstufe:
  Man beginnt mit Penicillium notatum (Notakehl®), um neben dem Aufbau der Darmflora auch die Schleimhaut der Nasennebenhöhlen und der Nase mit zu behandeln.
  Notakehl® D5 Tropfen: tgl. 3 × 10 bis 3 × 20 Tr. während 3 bis 4 Wochen

  dann

  Sancombi® D5 Tropfen: tgl. 3 × 10 bis 3 × 20 Tr. während mehrerer Monate

- Ältere Kinder und Jugendliche:

Mo bis Fr:	Morgens:	Mucokehl® D5 Tabletten:	1 × 2 Tbl. tgl.
	Mittags:	Mucokehl® D5 Tabletten:	1 × 2 Tbl. tgl.
	Nachts:	Nigersan® D5 Tabletten:	1 × 2 Tbl. tgl.
Sa bis So:	Morgens:	Notakehl® D5 Tabletten:	1 × 2 Tbl.
	Nachts:	Notakehl® D5 Tabletten:	1 × 2 Tbl.

Die Verstopfung

Die Verstopfung hat je nach Alter verschiedene Ursachen, doch weisen alle Arten eine Dysbakterie und eine Mukosa-Atrophie auf.

Der Säugling erlebt den Stuhlgang noch unbewusst. Die ersten «Pseudo»-Obstipationen treten in der Stillzeit auf. So wie nach jedem Stillen weicher, spritziger Stuhl in die Windel abgehen kann, ist eine Defäkation einmal wöchentlich genauso normal. Erst bei der Umstellung auf Flaschennahrung oder bei der Zufütterung ändert sich das Stuhlverhalten.

Bei den zwei- bis dreijährigen Kindern ist die häufigste Ursache die aktive Stuhlverhaltung. Nur in Ausnahmefällen sind Kinder von Geburt an trotz normal gebildetem Darmtrakt obstipiert und leiden während ihrer ganzen Kindheit daran. Oft ist es bloss eine Phase. Dies ist auch nicht weiter erstaunlich, wenn sich die Liebe der Eltern z. B. auf die Sorge um gesundes Essen und normalen Stuhlgang beschränkt, was logischerweise zum Protest des Kindes führt. Es protestiert, indem es Essen oder Stuhlen verweigert, und kann dies in neurotischer Weise während Jahren beibehalten. Dies kommt meist in Familien vor, in denen ein Stuhlkult betrieben wird und die Grossabnehmer von Abführmitteln sind (HUBER).

Besonders Kleinkinder erzeugen eine Topfneurose. Der Stuhl wird durch einen vorangegangenen fieberhaften Infekt eingedickt und dehnt den Schliessmuskel, oder eine Analfissur erzeugt die Schmerzen. Das Kind hält den Stuhl automatisch zwei bis drei Tage zurück. Indem die Eltern das Kind mehrmals auf den Topf setzen, geben sie dem Defäkieren einen grossen Stellenwert, was beim Kind eine noch grössere Ablehnung bewirkt. Alleine der Anblick eines Topfes kann bereits eine Stuhlverhaltung auslösen.

➔ In solchen Situationen hilft ein Lactulose-Präparat.

Es gibt vielerlei Gründe, weshalb Kinder ein gestörtes Verhältnis zur Toilette entwickeln. Viele Schulkinder ekeln sich vor schmutzigen Toiletten, oder sie empfinden die von ihnen verursachten Gerüche und Laute als peinlich. Sie sind aber auch zu schüchtern, um während der Schulstunde auszutreten. Manchmal sind es auch die Auswirkungen überängstlicher Eltern oder der in der Familie tabuisierte Toilettengang, der zu einem gestörten Verhältnis zum Stuhlgang führen. Erst wenn der Bedeutungsgehalt wegfällt, verschwinden die neurotischen Züge.

Bei Erwachsenen tritt häufig die sogenannte habituelle Stuhlträgheit auf. Sie ist eine Zivilisationskrankheit, ausgelöst durch eiweissreiche Kost und Mangel an Ballaststoffen (oxydative Kost). Bei Frauen beginnt diese früher als bei Männern, sehr häufig bereits in der Pubertät. Die Beschwerden sind sehr unterschiedlich: Völlegefühl, aufgeblähter Leib oder Beschwerden wie Müdigkeit, Leistungsunfähigkeit, Kopfschmerzen oder Schlaflosigkeit. Dies sind die Symptome der vermehrten Resorption von Darmgiften bzw. der Autointoxikation nach REINSTEIN oder der Mukosa-Atrophie. Stuhlträgheiten können auch von Störfeldern ausgehen, die im Enddarm liegen (gynäkologische Organe, Prostata oder Blase).

Der Stuhlgang bei obstipierten älteren Menschen kann, wenn nicht medikamentös nachgeholfen wird, einige Tage ausbleiben. Schliesslich werden unter heftigem Pressen stark eingedickte, harte Kotballen entleert. Häufig besteht kurz nach der Defäkation erneut Stuhldrang, was zum Absetzen mehrerer kleiner Kotmengen führt (fraktionierte Entleerung nach KÜHN). Bei Analfissuren oder Hämorrhoiden kann die Stuhlentleerung sehr schmerzhaft sein. In solchen Fällen sieht man auf der Oberfläche der harten Kotballen manchmal streifige Blutablagerungen. Typisch für die spastische Obstipation ist der sogenannte «Schafkotstuhl».

Bei länger anhaltender, vielleicht gar blutender Verstopfung sollte unbedingt eine Ultraschalluntersuchung und eine Röntgen-Kontrastaufnahme vorgenommen werden, um das Passagehindernis festzustellen. Denn es könnte sich um Krebs handeln.

Eine Obstipation kann psychogene Züge aufweisen und zum Verarbeiten eines Erlebnisses eingesetzt werden. Ursache sind aber auch Geltungsstreben oder sexuelle Probleme, die der Patient so zu verarbeiten sucht. Obstipierte haben in der Regel Kontaktschwierigkeiten.

Therapie der chronischen Verstopfung

Die Verstopfung bei Säuglingen und Kindern kann durch die Aufklärung der Eltern und die Diät nach WERTHMANN problemlos geheilt werden. Bei den Erwachsenen sollte der Therapeut eher auf Bauchmuskeltraining setzen und eine Behandlung empfehlen, die den somatischen Bereich abdeckt. Insbesondere die Gas- und Gaskotbäuche sind zu behandeln, denn sie sind meist die Folge einer mangelhaften Zelluloseverdauung.

Diät nach WERTHMANN	
ohne Kuhmilch	*zu Beginn:*
ohne Hühnereier	Fortakehl® D5 Tabletten: 2 × 1 Tbl. tgl. während 3 Wochen
ohne Zellulose	
mit Lactulose	*dann*
Psylliumfasern	Albicansan® D4 Kapseln: 2 × 2 Kps. tgl. während 3 Wochen
	dann
	Mucokehl® D5 Tabletten: 1 × 1 Tbl. tgl. morgens während mehrerer Monate
	und
	Nigersan® D5 Tabletten: 1 × 1 Tbl. tgl. abends während mehrerer Monate

Abb. 42 Therapie der chronischen Obstipation

Laxanzien

Gerade am Anfang einer Therapie kann auf die Abgabe von Laxanzien häufig nicht verzichtet werden. Folgende Entleerungsmittel stehen zur Verfügung:

- Mineralsalze wie Karlsbader-, Mergentheimer-, Bitter- und Glaubersalz sowie sechswertige Alkohole wie Mannitol und Sorbitol: Sie wirken durch die Vermehrung der Wassermenge im Darminhalt. Dazu ist reichlich Wasser zu trinken.
- Lactulose, Psylliumfasern: Sie wirken direkt auf den Stuhl und greifen die Schleimhaut nicht an, deshalb kommen sie für alle Altersstufen in Frage. Auch werden sie nicht resorbiert und haben daher keine systemische Wirkung. Eventuelle Überschüsse werden mit dem Stuhl ausgeschieden.
  Die Lactulose ist vom Darmepithel nicht resorbierbar (daher auch für den Diabetiker und das Kleinkind ungefährlich) und wird von den acidophilen Keimen abgebaut bzw. als Nahrung verwendet und zu Milchsäure verstoffwechselt. Die Milchsäure fördert das Wachstum der acidophilen Keime (wie die Säuerungsflora des Neugeborenen und des Stillkindes) und unterdrückt die alkalophile Flora.

- Rhizinusöl: Es wirkt auf die Rezeptoren der Darmwand, das heisst, es stimuliert den Entleerungseffekt. Rhizinusöl ist ein natürliches Salz, das durch Wasserentzug wirkt.
- Dickdarmmittel:
  - Drastika (sehr stark wirkende Abführmittel):
  - Sennesblätter
  - Sennesschoten
  - Rhabarberwurzel (Anthrachinonderivate)
- Gleitmittel:
  - Paraffinöl

Die an den Stuhlmassen ansetzenden Mittel arbeiten ähnlich wie Einläufe, denn sie weichen die eingetrockneten Massen auf. Sie sind vorzugsweise einzusetzen, damit der Tonus der ohnehin schon schlaffen Aftermuskulatur nicht strapaziert wird.

Die bestehende Dysbakterie, die ein Missverhältnis zwischen den acidophilen bzw. saccharolytischen Keimen und den alkalophilen bzw. proteolytischen Keimen ausdrückt, wird verändert. Die nachfolgenden gramnegativen Fäulnisbakterien (Alkaloseflora) führen zu:

- Bildung von Ammoniak und Aminen aus dem Nahrungseiweiss,
- Anstieg des Blutammoniakspiegels,
- zu Enzephalopathien,
- Präkoma und Coma hepaticum.

Zur Behebung der Dysbakterie ist der Dünndarmbereich vor der Fäulnisflora des Dickdarmes abzuschirmen. Die Rückwirkungen auf den Körper sind breit gefächert. Nicht nur die Störfelder, sondern vor allem die Osteoporose mit der besseren Resorption von Kalzium und Phosphaten aus dem Darmraum sowie die Krankheiten des Zahnhalteapparates (z. B. die Paradontose) nehmen innert kürzester Zeit deutlich ab. Die Lactulose und die Psylliumfasern sind gerade bei geriatrischen Patienten das richtige Langzeitmittel, da es die Symbioseherstellung unterstützt. Bei Langzeitanwendung ist keine Gewöhnung zu befürchten.

➔ Wichtig ist, dass nach Möglichkeit Drastika gemieden werden.

Hautallergien

Die Neurodermitis allergica constitutionalis

Die Neurodermitis allergica constitutionalis wird auch als endogenes Ekzem, Asthma-Prurigo oder atopische Dermatitis bezeichnet. Jeder dieser Ausdrücke weist auf die entsprechende Ursache hin, es sind dies vornehmlich Darmleiden. Natürlich kann mangelnde Konstitution ein Grund sein, denn selbst die Mukosa-Atrophie ist konstitutionell bedingt. Damit können auch genetische Einflüsse geltend gemacht werden.

Bei jeder Allergie liegt die Ursache im Darm.

Die körperlichen Probleme

Die Neurodermitis beginnt meist als Milchschorf oder «Vierziger» beim Kleinkind. Sobald die Mutter ab- oder nur noch teilweise stillt, bekommt der Säugling zusätzlich Kindermilchprodukte aus Kuhmilch. Dabei verändert sich der Bakterienrasen im Darm. Viele vertragen oder kompensieren dies, einige erkranken. Der Darmraum scheidet die Stoffwechselprodukte aus der allergischen Reaktion (Serotonin, Histamin und Prostaglandine 2) über das Schwachorgan aus. In diesem Fall ist es die Haut. Ob dies die Kopfhaut, die Ohrregion oder ein anderer Hautbereich ist, wird von der konstitutionellen Seite bestimmt. Später wird daraus ein juckendes Ekzem, dem die Eltern wegen des Blutigkratzens mit grosser Sorge begegnen.

Bei der Neurodermitis stellt das Stillen einen ganz wichtigen Faktor dar. Die seit 20 Jahren geführte Statistik des Autors beweist, dass bei voll gestillten Kindern die Neurodermitis rascher wieder weggeht.

Stillen ist für das Kleinkind sehr wichtig.

Ergebnis der Neurodermitis-Studie			
Gruppe	Anzahl Patienten	Stillzeit	Eintritt der Besserung
Gruppe 1	71 Patienten	9 Monate	alle Patienten nach 3 Wochen
Gruppe 2	382 Patienten	6 Monate	in 80 % nach 3 Wochen
Gruppe 3	391 Patienten	4 Monate	in 67 % nach 3 Wochen
Gruppe 4	806 Patienten	einige Wochen	in 70 % nach 3 Monaten
Total	1650 Patienten		

Abb. 43 Neurodermitis-Studie von WERTHMANN

Nichtgestillte Kinder oder solche mit besonders starken Hautproblemen benötigen mehr Zeit. Generell ist feststellbar, dass nach einer Therapie von vier bis fünf Monaten eine deutliche Besserung eintritt oder während einiger Wochen gar keine Hautausschläge auftreten. Die Restherde in den Kniebeugen, Ellbogen oder Hemdkragen- bzw. Ärmelenden äussern sich als verdickte Haut, die leicht anders gefärbt ist als der restliche Körper. Es sind dies auch die ersten Stellen, die beim Menüplanwechsel jucken. Die psychische Belastung wirkt sich nur in jenen Fällen aus, bei denen schon vorher Probleme vorhanden waren.

Die Veränderungen der serologischen Parameter hängen vom Zustand der Haut ab. Sobald das Jucken verschwindet, sinken im peripheren Blutbild die Anteile der Eosinophilen und bei den Immunparametern steigen die Immunglobuline A (IgA) und G (IgG). Dies ist sehr wichtig, denn das IgA kontrolliert die IgE-Histaminschiene der Mastzellen. Je höher der IgA-Spiegel, desto passiver ist diese Schiene.

Im Weiteren ist der Neopterinspiegel wichtig, denn er gibt Auskunft über die T_3/T_4-Zellen in den Peyer'schen Plaques und über die Makrophagentätigkeit. Durch die Inaktivität und Schrumpfung der Peyer'schen Plaques und der konsekutiven Einschränkung der T-Lymphozyten-Tätigkeit kommt es zur Lähmung der Makrophagentätigkeit. Nach der Wiederherstellung des Zottenapparates steigt der Neopterinspiegel wieder an.

Bei keiner Krankheit hat der Zottenumsatz eine so grosse Bedeutung wie bei der Neurodermitis. Der Zottenumsatz steigt, sobald die Mutter abstillt, eine Allergie im Darmraum auftritt, die Mizellenbildung insuffizient ist oder Chemotherapie und Antibiotika Durchfall erzeugen. Der normale Darmzottenumsatz ist an und für sich bedeutend. Der gewöhnliche Stuhl besteht schon aus 80 Prozent Zottenmaterial und abgestorbenen Bakterien. Je grösser der Zottenumsatz, desto grösser die Wundfläche, das heisst, desto mehr Zellen sterben ab. Dies ist für die Neurodermitis von grosser Bedeutung: Je mehr Allergene die Darmschleimhaut (speziell die Zotten) zerstören, desto mehr Juckreiz entsteht.

Der Zellumsatz im Darm hängt vom Beifüttern ab.

Sobald eine Zelle einen «Crash» erlebt, werden die in der Zellwand enthaltenen Phospholipide durch das Ferment Phospholipase in die Arachidonsäure zerlegt. Die Phospholipide sind Stütz- und Überbringersubstanzen und stammen zum Teil vom Phosphatidhaushalt, der für die Übertragung nervlicher Impulse wichtig ist. Die Arachidonsäure wird weiter in die die Allergie fördernden Substanzen Histamin, Serotonin und Prostaglandine 2 zerlegt. Diese Substanzen sind es, die den Juckreiz erzeugen.

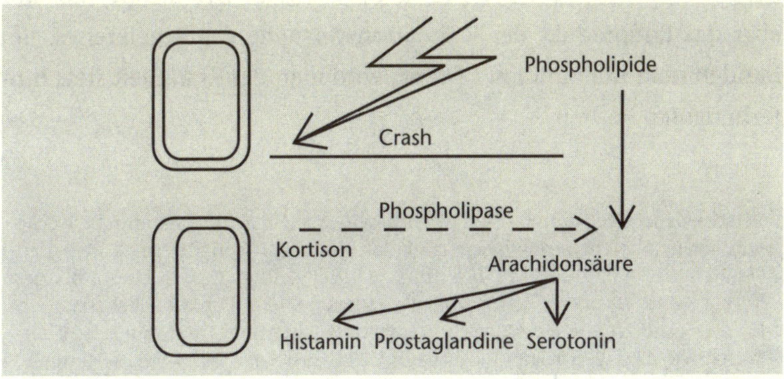

Abb. 44 Die physische Entstehung des Juckreizes

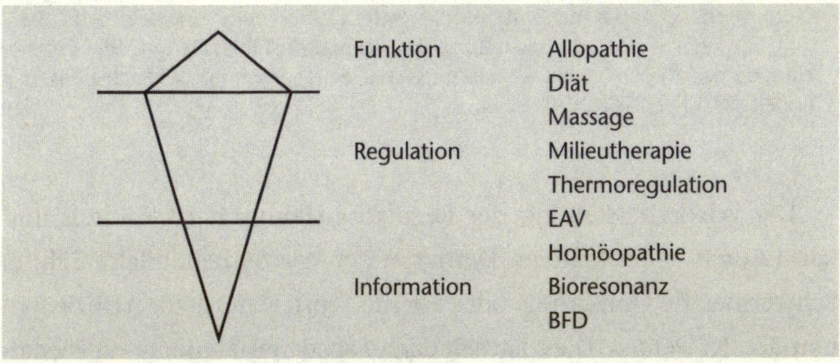

Abb. 45 Therapie bei somatischen Beschwerden

Die Neurodermitis ist ein Leiden, das viele Patienten zu den verschiedensten Therapeuten mit unterschiedlichen Heilmethoden führt. Bevor eine Neurodermitis therapiert wird, sollten die einzelnen Therapieverfahren und ihre Ansätze bekannt sein. Je tiefer das Diagnose- bzw. Therapieverfahren ansetzt, desto kleiner die Ansprechgruppe der chronisch Kranken. Die ideale Therapieebene ist die Regulationsebene.

Unser Körper kennt verschiedene Kommunikationsebenen. Jede einzelne Funktionseinheit ist ein offener Regelkreis. Alle Informationen werden in dem offenen Regelkreis gespeichert, weitergegeben und lösen Reaktionen aus, die der Regulierung zwischen der vorhandenen Erfahrung und der Anpassung an die neuen Informationen dienen. Erst dann kann eine Funktion ausgeführt werden. Die diversen Heilarten konzentrieren sich auf verschiedene Ebenen. Die Schulmedizin versucht, die Symptome zu kurieren. Die Symptome sind aber das Endprodukt der Regulationsversuche des Regelkreises. Behandelt man nur auf dieser Ebene, wird man der Krankheit stets hinterherlaufen.

Verschiedene elektronische Verfahren arbeiten auf der Informationsebene. Sie versuchen, über neue Eingaben oder das «Löschen» von Informationen den Regulationsmechanismus zu beeinflussen. Dies gelingt nur so lange, bis der Körper selber regulieren kann und die eingeschränkte Funktion behebbar ist. Hierher gehören alle elektronischen, diagnostischen und therapeutischen Verfahren wie die Elektroakupunktur nach VOLL (EAV), die Mora-VEGA-Methode, die Bioresonanz und letzlich auch die Verordnung von Hochpotenzen in der Homöopathie. Solange die Krankheit nur diagnostiziert wird (EAV), ist es für den kranken Probanden irrelevant, welche Methode eingesetzt wird. Sobald aber eine Therapie erfolgt, muss man aufpassen, welche Heilmethode eingesetzt wird. Im Zentrum steht die Wiederherstellung der Regulationsfähigkeit und die Unterstützung der körpereigenen Regulationsversuche. Hier ist auf das Sechsphasenmodell RECKEWEGs zu verweisen.

Die Wiederherstellung der Regulationsfähigkeit ist wichtig und kann durch einen kranken Darm, an der Wurzel behandelte Zähne, Schwermetalle (Amalgam) oder andere Störfelder verzögert bzw. beeinträchtigt werden. Die Diät zielt darauf ab, den Bakterienrasen wiederherzustellen. Das Lactulosepräparat, die acidophile Bakterienbarriere wiederherzustellen, die cyclogenische Therapie, die Basisformen rückzuführen, und die Komplexhomöopathie arbeitet mit den Hormonen.

Das hauptsächlich bei der Neurodermitis eingesetzte Kortison verhindert die Zerlegung der Phospholipide in die Arachidonsäure. Dies bedeutet lediglich, dass ein Stau entsteht, der nach dem Absetzen des Kortisons wieder aufgearbeitet werden muss. Die Mittel gegen den Juckreiz bremsen die Zerlegung der Arachidonsäure, deren Zerfallsprodukte auf der Haut trotzdem einen Juckreiz auslösen. Sie müssen über die Haut ausgeschieden werden.

Wichtig ist, den Auslöser (Crash der Zellen) zu verhindern. Nur dann gibt es einen dauerhaften Besserungseffekt. Die gegen die Inflammation gerichteten Medikamente haben nicht nur positive Seiten, sondern auch negative. Meistens werden solche Überlegungen (sprich: Nebenwirkungen der Medikamente) ausser Acht gelassen. Für den Allergiker ist in jedem Fall die beste Therapie, den Zerfall der Darmschleimhautzellen und der Darmzotten zu stoppen oder ganz zu verhindern. Man sollte nicht vergessen, dass das dafür verantwortliche allergische Geschehen eine Fläche von ein paar Quadratmetern Schleimhaut irritiert oder gar zerstört. Dabei fällt sehr viel Arachidonsäure an.

Die Neurodermitis entsteht meistens nach dem Abstillen oder während des Zufütterns. Solange das Kleine voll mit der Brust ernährt wird, treten die dermitischen Erscheinungen selten auf. Vereinzelte Ausbrüche sind bei besonders empfindlichen Säuglingen zu beobachten. Wenn die stillende Mutter die Primärantigene Kuhmilch und Hühnerei konsumiert, weist ihre Milch einen zu hohen Antigenspiegel auf. Deshalb sollte sie in dieser Zeit darauf verzichten.

In sehr vielen Gebärkliniken werden gewisse Kinder (z. B. aus atopischen Familien) präventiv auf hypoallergene Nahrung (HA-Milch) gesetzt. Heute weiss man, dass die Eiweisse unter 15 000 Dalton (D) wesentlich weniger antigen sind. Die Grösse der Albumine beträgt zwischen 20 000 und 30 000 Dalton. Die HA-Milch enthält ein weit unter die normale Grösse zertrümmertes Kuhmilcheiweiss (unter 1000 D). Dies ändert nichts an der Tatsache, dass HA-Milch Kuhmilch enthält und bei Atopikern allergische Reaktionen auslösen kann.

Die seelischen Verstärker des Juckreizes

Eltern bereiten Kratzattacken verständlicherweise Sorgen. Schliesslich könnte sich das Kind blutig kratzen und dabei Schmerzen erleiden. Aber auch der Kratzvorgang als solcher löst Ängste aus. Dem muss ein Therapeut entgegenwirken. Denn das Kind hört nach einer gewissen Zeit von alleine mit dem Kratzen auf, nämlich dann, wenn die Haut zu schmerzen beginnt. Schliesslich kratzen sich die Erwachsenen bei einem Mückenstich auch, obwohl sie genau wissen, dass dies das Jukken ankurbelt. Das Phänomen ist damit zu erklären, dass das Kratzen weitere Zellen zerstört und die anfallende Arachidonsäure einen permanenten Juckreiz verursacht. Viel wichtiger ist in solchen Situationen, dass die Darmschleimhaut normalisiert wird, indem die Histaminproduktion eingestellt wird. Verbietet man das Kratzen, bekommt die Kratzerei eine psychologische Komponente. Es treten Mechanismen auf, die im Kapitel über die psychovegetativen Auslöser beschrieben sind.

Der beste Umgang mit dem Kratzen ist Ignorieren. Wenn ein Kind merkt, dass der Juckreiz die Aufmerksamkeit der Eltern auf sich lenkt, wird es sich bei Unlust, Traurigkeit oder Langeweile kratzen. Es wird in der Regel erst aufhören, wenn die Eltern nicht mehr darauf reagieren. Deshalb sollten auch Verwandte und Bekannte gar nicht erst nach dem Jucken fragen, sonst unterlaufen sie die Bemühungen der Eltern.

Sehr oft spiegelt das Kind die Ängste seiner Bezugsperson wider. Die Haut ist ein Kontaktorgan und grenzt den Einzelnen von der Umgebung ab. Die Haut signalisiert aber auch ein Mitwirken der Seele. Bei Schwierigkeiten mit der Umwelt und bei entsprechender Disposition erkrankt das Hautorgan. Der Säugling beobachtet sehr gut und erlebt seine undefinierten Ängste. Die empfindliche Haut des Kindes wird dadurch mit noch mehr Energie beladen.

Zusammenfassend lässt sich sagen, dass einer durch psychische Verstärker belasteten Neurodermitis nicht dauerhaft mit Salben und Pillen beizukommen ist. Vielmehr soll den Eltern die Angst genommen und ihnen Mut zugesprochen werden. Diese Krankheit bedeutet nie lebenslanges Leiden. Wie bereits erwähnt, hat die Darmsanierung oberste Priorität. Beim Einhalten der Diät nach WERTHMANN erhält der Juckreiz keinen Nachschub von auslösenden Substanzen.

Bei Juckreiz hat die Darmsanierung oberste Priorität.

Bei Juckreiz ist folgende Therapie wirksam:

- Diät nach WERTHMANN
- Wiederherstellung der Darmbakterienkulturen (Isopathie) und Lactulose
- Umstellung der immunologischen Verhältnisse

Dies bedeutet im Einzelnen:

- Das Einhalten der Diät nach WERTHMANN in Kombination mit den isopathischen Medikamenten ist die Basistherapie.

- Die isopathischen Medikamente (Sanum) arbeiten nach anderen Prinzipien als herkömmliche Homöopathika oder Antibiotika. Sie sind Medikamente aus Stoffen, die im eigenen Körper vorkommen (siehe Kapitel «Pleomorphismus nach ENDERLEIN»). Durch die Verletzung der Darmschleimhaut und der Hautzellen sind mehrere Cyclogenien betroffen. Die Cyclogenie des Mucor racemosus fördert das Entzündliche und jene des Aspergillus niger die Zellmembranveränderung. Daher verordnet man beide Medikamente entweder einzeln (Mucokehl® morgens, Nigersan® abends) oder mit den Kombinationstropfen Sancombi® 2 × 10 bis 15 Tr. tgl.).

- Zudem beginnt die Therapie mit den Präparaten der Penicillium-Reihe (Cyclogenie), Fortakehl® und Notakehl®. Diese Medikamente werden zwei bis drei Wochen eingesetzt, anschliessend ist auf die Kombination Mucokehl® und Nigersan® zu wechseln. Für die Kinder sind die Kombinationstropfen Sancombi® (Mucor racemosus/Aspergillus niger) angemessen.

Begleitet wird diese Therapie von Lactulose (Lävolac®), die die acidophile Flora fördert und die (alkalophile) Fäulnisflora aus dem Dünndarm fernhält (siehe Kapitel «Therapie der chronischen Verstopfung»). Kleinkinder bis fünf Jahre bekommen 1 Mokkalöffel täglich (vormittags), Schulkinder 1 Kaffeelöffel in warmem Wasser oder Himbeersaft und Erwachsene 1 × 2 Teelöffel.

Eine bewährte Ergänzung ist das Medikament mit Symbioflor I®. Damit wird der Aufbau des Darmmilieus unterstützt. Der darin enthaltene Streptococcus faecalis ist der Hauptkeim des Dünn- und Dickdarmes und bei Kindern sehr bedeutend. Durch sein Vorhandensein normalisiert sich die Darmflora erfahrungsgemäss.

- Eine milde Umstimmungstherapie begünstigt den Heilungsverlauf. Bei den Umstimmungsmitteln ist auf die individuelle Kraft des Patienten Rücksicht zu nehmen. Nicht jeder kann die geforderten Reaktionen gleich gut nachvollziehen. Manchmal wird das falsche Organ stimuliert oder vom Immunapparat zu viel verlangt. Deshalb sollte stets mit einer niedrigen Dosis begonnen werden. Zu grosse Reize könnten die Haut und das Darmmilieu überlasten, was zu einem neuen Schub führen würde. Diese Rücksichtnahme erweist sich nicht nur bei anderen Krankheiten und Erwachsenen als wichtig – bei der Neurodermitis ist sie ein Muss.

Unter die Umstimmungsmittel fallen Recarcin® und Utilin® (Sanum/Hoya). Dies sind zwei seit 30 Jahren bewährte Medikamente. Recarcin® stimuliert über die Schleimhaut und damit auch über die Peyer'schen Plaques, Utilin® regt die Immuneinrichtung der Haut an. Man reibt lediglich 1 × täglich 2 Tropfen ein. Dies erfolgt abwechselnd, das heisst Montag/Mittwoch/Freitag mit Utilin® (blaue Farbe) und Dienstag/Donnerstag/Samstag mit Recarcin® (grüne Farbe). Am Sonntag ist Pause. Dadurch hat auch der Patient einen Tag der Entlastung.

Jedes einzelne Medikament von Sanum hat seine eigene Verpackungsfarbe. Dies erleichtert die Einnahme, denn bereits Kleinkinder können sich am Farbenspiel erfreuen. Damit bekommen die Kleinen erst noch eine Beziehung zu ihren Heilmitteln.

Sanukehl® Pseu D5

Ein anderes, äusserst wirkungsvolles Heilmittel ist Sanukehl® Pseu D5 aus der Haptenreihe (Sanum). Bei Kindern genügt es, dieses einzureiben, bei Säuglingen werden 1 bis 2 Tropfen 1 × täglich eingerieben, bei grösseren Kindern bis zu 4 Tropfen. Ab dem Schulalter dürfen auch bis zu 5 Tropfen 1 × täglich eingenommen werden. Für grössere Kinder (ab 10. Lebensjahr) und Erwachsene sind 1 × 10 Tropfen angemessen. Dieses Immuntherapeutikum enthält Fragmente aus der Bakterienhülse des Pseudomonas aeruginosa oder Pyocyaneus. Dieser Keim ist überall zu finden, besonders im menschlichen Darm. Er wird immer dann aktuell, wenn das Darmmilieu nicht stimmt und Schwachorgane (Haut, Ohren) die Ausscheidungslast tragen müssen. Das Medikament ruft eine entsprechende Zytokinbildung[11] hervor und bekämpft dadurch die Antigene. Die Sanukehle®, speziell Pseu D5, sind ein unerlässlicher Bestandteil bei der Behandlung von chronischen Krankheiten und damit auch von Neurodermitis.

Rebas®

Um die Regeneration der Peyer'schen Plaques zu fördern, verordnet man Rebas® (Sanum). Diese Kapseln kann man öffnen und auch Kleinkindern in den Mund oder auf die Mandeln streuen. Man sollte jedoch daran denken, dass der kindliche Vulkanismus enorm schnell Reparationsvorgänge vornimmt und daher weniger Rebas® nötig ist.

[11] *Zykotine sind biologisch hochaktive Polypeptide und Glykoproteine (15 000 bis 30 000 D). Sie stellen einen fundamentalen Teil der interzellulären Signalübertragung dar, regulieren die Proliferationsrate und bilden einen Grossteil der Abwehrmechanismen für chronische Krankheiten und Krebs.*

Die Hautpflege ist zwar wichtig, aber nicht das Wichtigste. Die Therapie garantiert keine so rasche Heilung wie die Kortisonbehandlung. Dies ist aber nicht weiter von Belang, denn innert zweier Wochen verbessert sich die Hautoberfläche und wird erst noch stabiler. Das nachfolgend aufgeführte Rezept ist ohne Chemie. Die einzige Beigabe ist ein Oberflächenanästhetikum, damit auch der letzte Rest des Juckreizes weggeht.

Das Salbenrezept lautet: Anaesthesini 1 % (–2 %)
Olei olivar 10,0
Eucerini cum Aquae ad 100.0
M. f. unguentum
S 2 bis 3 × tgl. benützen

Therapieschema für Säuglinge und Kleinkinder (Basis: WERTHMANN-Diät):	
Mikrobiologie-Isopathie	**Immun-Biologie**
Notakehl® D5 Tropfen: 2 × 5 bis 2 × 10 Tr. während 3 bis 4 Wochen	Recarin® N Tropfen
dann	*und*
Sancombi® D5 Tropfen: 2 × 5 bis 2 × 10 Tr. während mehrerer Monate	Utilin® N Tropfen: alternierend 1 × 2 Tr. einreiben
oder	Sanukehl® Pseu D5 Tropfen: je nach Alter 1 × 1 bis 3 Tr. einreiben und 1 × 2 bis 5 Tr. oral
Mucokehl® D5 Tropfen: 1 × 5 bis 1 × 10 Tr. morgens	Für Peyer'sche-Plaques-Aufbau: Rebas® D6 Kapseln: 1/2 bis 1 × 1 Kps.
Nigersan® D5 Tropfen: 1 × 5 bis 1 × 10 Tr. abends	
zusätzlich	
Lävolac®: 1 Mokkalöffel/1 Kaffeelöffel täglich in warmem Wasser	
Medikamente über mehrere Monate hinweg einnehmen!	

Abb. 46 Therapie für Säuglinge und Kleinkinder

Neurodermitis-Therapieschema für Kinder und Erwachsene (Basis: WERTHMANN-Diät):	
Mikrobiologie-Isopathie	**Immun-Biologie**
Fortakehl® D5 Tabletten: 2 x 1 bis 2 Tbl. während 3 bis 4 Wochen	Recarcin® N Tropfen
dann	*und*
Mucokehl® D5 Tabletten: 1 bis 2 Tbl. morgens	Utilin® N Tropfen: alternierend 1 × 2 Tr. einreiben
Nigersan® D5 Tabletten: 1 bis 2 Tbl. abends	Sanukehl® Pseu D5 Tropfen: je nach Alter 1 × 1 bis 3 Tr. einreiben und 1 × 5 bis 10 Tr. oral einnehmen
zusätzlich	
Lävolac®: 1 Kaffeelöffel tgl., in warmem Wasser auflösen	Peyer'sche-Plaques-Aufbau: Rebas® D6 Kapseln: 1 × 1 Kps.
Medikamente über mehrere Monate hinweg einnehmen!	

Abb. 47 Therapieschema für Kinder und Erwachsene

Vitiligo (Scheckhaut)

Die Vitiligo, die Krankheit mit den weissen Flecken oder der Scheckhaut, ist ein chronisches und schwer zu behandelndes Hautleiden. Es besteht aus weissen, pigmentfreien und langsam grösser werdenden Flecken mit hyperpigmentiertem Rand. Das Auftreten wird meistens in der anogenitalen Region, an den Händen, im Gesicht und auf dem Haarbalg angegeben. Nach den Erfahrungen des Autors tritt die Vitiligo ebenso auf den Oberschenkeln, der Brust und dem Rücken auf. Die Ursache liegt in jedem Fall bei der Hemmung der Melaninsynthese. Das Melanin ist das Produkt der Melanozyten[12]. Es dürfte sich um

12 *Melanozyten sind zur Melaninbildung befähigte Zellen in der Basalschicht der Epidermis. Die Melanozyten stammen wahrscheinlich von der Neuralleiste ab und kommen auch in den Leptomeningen und im Auge vor. Sie sind eigentlich eine Zelle aus dem Nervensystem.*

eine Autoaggressionskrankheit gegen die eigenen Melanozyten handeln. Dies bedeutet, dass dem Stillen und dem Darmmilieu besondere Aufmerksamkeit geschenkt werden muss. Das enterale Zelle-Milieu-System trägt die Hauptlast der Abwehr.

Ähnliche, über einen längeren Zeitraum anhaltende pigmentfreie Flecken werden nach der Erkrankung von Windpocken (Varizellen) beobachtet. Dies und der Umstand, dass einzelne Kinder nach der Heilung der Candidabesiedlung im Darm und der Schwermetallentfernung von ihrer Vitiligo befreit werden, sollte hellhörig machen. Unbeachtet bleibt oft eine ethnische Komponente: Die Vitiligo hängt auch vom Grad der Pigmentierung ab. So sind bei der weissen Bevölkerung die dunkelhäutigeren Menschen (Italiener, Jugoslawen oder Mexikaner) von der Vitiligo stärker betroffen als die Nordeuropäer. Auch scheinen Frauen eher davon betroffen zu sein als Männer.

So, wie sich die Leidensgeschichte über Jahre hinwegzieht, ist bei der Behandlung viel Geduld nötig. Die Vitiligo ist eine komplexe Krankheit und kann nur komplex behandelt werden. Einzelne Therapiepunkte sind:

- Sanierung des Darmmilieus
- Anhebung der Hautfunktionen
- Behebung der tuberkulinischen Schwäche
- Suche nach möglichen Störfeldern
- Eigenblut- und Eigenharntherapie

Sanierung des Darmmilieus

Die Sanierung gelingt nach den Vorschriften der Candidiasis oder des Pilzbefalles. In jedem Fall ist die Diät ohne Kuhmilch- und Hühnereierprodukte mit zellulosefreier Kost zu kombinieren. Die Gärung der Zellulose begünstigt die Entstehung der Pilzphase und ist – wie schon beschrieben – ein fördernder Faktor. Je länger ein Säugling gestillt wird, desto rascher tritt die Heilung ein (siehe Studie).

Die Behandlung für die Bakterienstämme wird am besten mit Pefrakehl® oder Albicansan® begonnen. Nach zwei bis drei Wochen stellt man auf Fortakehl® D5 um und verordnet nach weiteren vier

Wochen bei den Kleinen Sancombi® D5 und bei den älteren Patienten Nigersan®/Mucokehl® D5. Als günstig erweist sich, alle 3 bis 4 Wochen für sieben Tage mit Notakehl® D5 Tropfen abzuwechseln. Niemals die Einnahme von Lactulose (Lävolac®) vergessen! Nur wenn die acidophile saccharolytische Dünndarmflora aufgebaut ist, kann eine alkalophile Fäulnis(dickdarm)flora aus den unteren Dünndarmabschnitten ferngehalten werden.

Die Therapie der Vitiligo

Bei dem Leiden sind die Hautfunktionen deutlich eingeschränkt. Das Augenmerk der Therapie wird sich vornehmlich auf die Darmregion und die Hautfunktionen richten. Die in Abb. 48 aufgeführten Hautfunktionstropfen dienen einer Dauertherapie und werden von Anfang an verordnet. Sie sind ein wirkungsvolles und ausschliesslich homöopathisches Medikament und bewirken die Anregung der Carriersysteme. Man kann natürlich alle angeführten Medikamente einzeln einnehmen, teils oral, teils über Injektionen dem Körper zuführen oder als Mischung in Form von Hautfunktionstropfen einnehmen. Die anfängliche Mischung (Nr. 1) nimmt man 2 bis 4 Monate. In dieser Zeit interponiert man Samstag/Sonntag die Tropfen Nr. 2 (die Hautfunktionstropfen zum Interponieren), dann wechselt man. Die Tropfen Nr. 2 werden von Montag bis Freitag genommen und die Nr. 1 nur Samstag/Sonntag. Damit ist gewährleistet, dass neben dem Erbgeschehen und der Konstitution (Nr. 2) auch die aktiven, momentanen Reaktionen angesprochen werden. Die Tropfen sollten über Jahre hinweg eingenommen werden. Kinder erhalten generell 2 × 10 Tropfen, Erwachsene die doppelte Menge.

Die erste Form mit Sanukehl® Cand dient der Beseitigung der Reste der Candidabesiedlung in den Nervenscheiden und den tieferen Hautschichten. Immer wieder werden damit frappante Erfolge erzielt. Nach einigen Wochen nimmt man die Hautfunktionstropfen mit Sanukehl® Myc, um der tuberkulinischen Schwäche zu begegnen. Die Hautfunktionstropfen eignen sich für alle chronischen Haut-

Hautfunktionstropfen (Rezept Nr. 1)	
Cutis compositum (Heel) 2 Amp.	4 ml
Coenzyme compositum (Heel) 2 Amp.	4 ml
Ubichinon compositum (Heel) 2 Amp.	4 ml
Nigersan® D5 Tropfen (Sanum)	10 ml
Sanukehl® Myc D5 Ampulle	1 ml
Sanukehl® Cand D5 Ampulle	1 ml
Gallium Heel Tropfen	30 ml
TOTAL	54 ml
Misce, fiat guttures Da tales doses	2 × 10 (2 × 20) gtts

Abb. 48 Hautfunktionstropfen für den Anfang

Hautfunktionstropfen (Rezept Nr. 2)	
Cutis compositum (Heel) 1 Amp.	2 ml
Coenzyme compositum (Heel) 1 Amp.	2 ml
Ubichinon compositum (Heel) 1 Amp.	2 ml
Hamamelis D3	30 ml
Natrium chloratum D12	3 ml
Nigersan® D5 Tropfen (Sanum)	10 ml
Sanukehl® Myc D5 Ampulle	1 ml
Vinca minor D2	2 ml
TOTAL	52 ml
Misce, fiat guttures Da tales doses	2 × 10 (2 × 20) gtts

Abb. 49 Hautfunktionstropfen zum Interponieren

krankheiten. Sie werden bei der Vitiligo bzw. Neurodermitis auch für die orale Eigenharnkur als Träger genommen.

Ebenso wichtig ist die Milieutherapie, die nur über den Darm und seine Bakterienkulturen geführt werden kann (Abb. 50). Eine Milieutherapie beinhaltet eine isopathische Therapie (inklusive der Diät nach WERTHMANN und der Verordnung eines Lactulosepräparates) und muss während der gesamten Behandlungsdauer durchgeführt werden. Ohne die langfristige Milieuveränderung lässt sich ein Leiden wie die Vitiligo mit einer starken Neigung zur Chronizität nicht bremsen. Neben der Isopathie hat sich auch die Verordnung homöopathischer Konstitutionsmittel bestens bewährt.

Die Hauptfrage der Eltern oder Betroffenen in der Ordination ist stets, wann welche Erfolge eintreten. Hier soll lediglich auf die Behandlungserfolge hingewiesen werden. Immer wieder muss betont werden, dass jede Vitiligo neben der Basisbehandlung eine individuelle Therapie erfordert. Die Störfeldsuche ist sehr wichtig. Man ist gut beraten, Tonsillen und Zähne auf mögliche Störfelder und Schwermetalle zu untersuchen und neuraltherapeutisch bzw. zahnärztlich zu sanieren. Die Bilanz von über 25 Jahren Vitiligobehandlung an 85 Kindern und 7 Erwachsenen zeigt Ermutigendes: Bis zu den ersten Anzeichen einer eintretenden Heilung dauert es 30 Monate. Dieser Zeitraum ist die Grundlage aller Vergleiche. Der Heilungsverlauf wird in drei Stufen eingeteilt:
Gruppe 1 (die erfolgsträchtigste Gruppe): In diesem Zeitraum nehmen die Weissflecken die Hautfarbe an (werden sehr blass) und verlieren den braunen Rand ganz.
Gruppe 2 (grösste Gruppe): Die Flecken werden kleiner, sie verlieren ihre weisse Farbe und tendieren dazu, die Hautfarbe anzunehmen. Ein Heilungshinweis ist das langsame Schwinden des braunen Pigmentrandes (58 Kinder, 6 Erwachsene).
Gruppe 3 (eher geringe Chance): Keine weitere Zunahme der Weissflecken, keine neuen Herde sind sichtbar (15 Kinder, 2 Erwachsene).
Im Gegensatz zu den Kindern der dritten Gruppe, die lediglich zwei bis sechs Wochen gestillt wurden, waren alle Probanden der ersten Gruppe über sechs Monate und die der mittleren über vier Monate lang mit der Brust gefüttert worden. Das Darmmilieu spielt demnach eine zentrale Rolle. Auffallend ist, dass durchwegs alle Personen zusätzlich eine Krankheit aus dem allergischen Formenkreis in ihrem Beschwerdebild aufwiesen. Grundsätzlich ist festzuhalten, dass man nach einer Therapie von zwei bis drei Jahren in der Regel gute Erfolge erzielt.

Vitiligo-Therapie Basis: Diät nach WERTHMANN + zellulosefreie Kost
Lävolac®: 1 × 1 Mokka-/Teelöffel tgl. Albicansan® D5 Tropfen/Zäpfchen: 2 × 10 bis 15 Tr. tgl. während 3 Wochen
oder
Pefrakehl® D5 Tropfen: 2 × 10 bis 15 Tr. tgl. während 3 Wochen Fortakehl® Tabletten/Tropfen: 2 × 1 Tbl./10 Tr. tgl. während 3 Wochen
dann
Mucokehl® D5 Tabletten/Tropfen: 1 × 1 Tbl./1 × 10 Tr. morgens Nigersan® D5 Tabletten/Tropfen: mittags und abends 1 × 1 Tbl./1 × 10 Tr. (beides über mehrere Monate hinweg einnehmen)
Peyer'sche-Plaques-Aufbau: Rebas® D4 Kapseln: 2 × 1 Kps. tgl. während 4 Wochen

Abb. 50 Darmsanierung (Vitiligo)

Eigenharntherapie (Auto-Urin-Therapie = AUT)

Die Eigenharntherapie ist eine spezielle Heilmethode, die es wert ist, vorgestellt zu werden. Sie beschleunigt die Heilung vieler chronischer Krankheiten, besonders Vitiligo und Neurodermitis, aber auch vieler anderer Hautkrankheiten. Es mag auf den ersten Augenblick abstossend erscheinen, den eigenen Harn als Medikament zu benützen. Bei näherer Betrachtung entpuppt sich die Abwehrhaltung als ungerechtfertigtes Vorurteil.

Es gibt mehrere AUT-Möglichkeiten:

- Waschen der befallenen Stellen mit Harn (wird am meisten praktiziert)
- Harn pur trinken
- Harn als Bestandteil der Hautfunktionstropfen einsetzen
- Injektion des Harns unter die Haut

➔ Jede Form hat ihre Vorteile und Anhänger.

Es mag auf den ersten Blick abstossend wirken, den eigenen Harn als Medikament einzusetzen. Doch bei näherer Betrachtung entpuppt sich die Abwehrhaltung als unbegründetes Vorurteil.

Harn ist die von den Nieren abgesonderte Flüssigkeit, die bei gesunden Menschen klar bis bernsteingelb gefärbt ist. Harn enthält fast alle Zersetzungsprodukte der stickstoffhaltigen Nahrungsmittel (alle Eiweissarten wie Fleisch, Eier, Käse), besonders Harnstoff. Frischer Harn reagiert sauer und wird erst durch Bakteriengärung des Harnstoffes zu kohlensaurem Ammoniak. Dann riecht der Ammoniak stark und weist eine alkalische Reaktion auf. Bei Frischharn kommt dies selten vor. Der Harn selbst riecht wenig. Er enthält besonders die Basisstufen der zerfallenen Hochformen (Bakterien, Pilzformen) der Mucor- und Aspergillus-Cyclogenien. Der Hautkranke benötigt vor allem die Protitformen des Aspergillus niger für die Zellmembran. Im Nativharn sind sie zahlreich vorhanden.

Wie funktioniert die Eigenharntherapie?

Zur Gewinnung des Harns uriniert man morgens in einen Plastikbecher. Lediglich Leute, die an einer entzündlichen Krankheit der

Harnwege leiden (Blasen-Nierenbecken-Entzündung) oder gerade die Menstruation haben, sollten darauf verzichten. Der Harn muss nicht abgekocht werden und benötigt keine Zusätze. Denn mit ihm wird bloss die Haut gewaschen. Am besten eignet sich der Morgenharn, der am besten einen ganzen Tag stehen gelassen wird. Der Geruch ist minim.

Beim Urintrinken wird gleich vorgegangen wie oben angegeben. Das Urintrinken ist sicher nicht abwegig. Oft kann es lebensrettend sein, wie der Fall eines vor ein paar Jahren für neun Tage völlig vergessenen und damit ohne Essen und Trinken ausharrenden Auslieferungshäftlings in Österreich bewies: Er überlebte durch Trinken seines eigenen Urins. Wenn man nicht gerade einen Tripper (Gonorrhö) oder eitrige Blasen- oder Nierenentzündung durchmacht, ist der eigene Urin jederzeit und ohne besondere Vorbereitung trinkbar. Die erwähnten Krankheiten erkennt man am Fieber und an den entsprechenden Beschwerden.

AUT-Hautfunktionstropfen

Die einfachste und auch für Kinder und Jugendliche mögliche AUT-Form sind die AUT-Hautfunktionstropfen. Zu der schon angeführten Stammlösung wird 1 ml homöopathisierter, frischer und in der Ordination abgesetzter Eigenharn beigegeben. Diese AUT-Hautfunktionstropfen sind nur zum individuellen Gebrauch geeignet. Geschmacklich lässt sich auch bei Kenntnis der Inhaltsstoffe keine uratische Komponente herausriechen. Als Dosierungsrichtlinie gilt: Kinder, Jugendliche und Erwachsene nehmen täglich 2 bis 3 × 30 Tropfen.

Technik der subkutanen Nativ-Eigenharn-Injektion

Die subkutane Injektion mit Eigenharn mag manchem Therapeuten suspekt erscheinen. Gerade bei der Vitiligo und der Neurodermitis gibt es keinen besseren Anreiz zur Hautfunktionsverbesserung. Man nimmt 2 ml des innert fünf Minuten abgesetzten Harnes, fügt 1 ml Harn 1% Lidocain dazu und injiziert das Gemisch subkutan. Die Verschüttelung dieser Flüssigkeit ist ganz einfach. Nach Aufziehen des Gemischs in eine 5-ml-Spritze zieht man den Kolben ganz zurück und verschüttelt durch eine kräftige Bewegung des Unterarmes von oben nach unten, dies etwa zehnmal. Der dabei entstehende Schaum ist kein Spritzhindernis.

Auch hier wird der Harn weder gekocht noch durch irgendwelche Zusätze enteiweisst. Das 1-prozentige Lidocain hat lediglich die Aufgabe, möglichst überschiessende entzündliche Reaktionen an der Stichstelle zu minimieren und als Trägersubstanz für eine mögliche Eigenharnstufenkur bei der Potenzierung zu dienen. Im Allgemeinen ist keine Reaktion sichtbar.Vereinzelt treten minimaler Juckreiz und eine örtliche Rötung oder minimale Schwellung auf. Nach spätestens zwei Tagen sind diese Minireaktionen verschwunden. Solche Injektionen macht man anfänglich einmal wöchentlich, später alle zwei Wochen, zum Schluss einmal monatlich. Solche Injektionen ersparen das Waschen mit dem Harn.

Einzelne schlagen das Abkochen des Harnes zwecks Sterilisierung und Enteiweissung vor. Doch die von VIRCHOW dereinst aufgestellte These ist inzwischen widerlegt: Die Endobionten (Aspergillus und Mucor racemosus) vertragen bis zu 350 Grad, deshalb werden sie beim Aufkochen gar nicht sterilisiert. Der Verfasser dieses Buches hat in seiner langjährigen Praxis mit nativen Eigenharninjektionen keine wesentlichen entzündlichen Reaktionen festgestellt. Auch das im gewöhnlichen Harn vorhandene Eiweiss führte zu keinen Problemen.

Atemwegserkrankungen

Der Heuschnupfen, die Pollinose und das allergische Asthma

Der Darmraum und die Nasennebenhöhlen waren in grauer Vorzeit ein zusammengehörendes Organ, das sich während der Evolution getrennt hat. Die Verwandtschaft macht sich jedoch immer noch bemerkbar. Sobald die Darmschleimhaut mit der Ausfuhr von allergischen Stoffwechselprodukten Probleme hat, wird die Ausfuhr über das Nasenorgan und seine Nebenhöhlen durchgeführt. Man erkennt solche «Darmallergiker-Schnupfen» daran, dass sie auch ausserhalb der Saison Probleme mit der Durchlüftung und der vermehrten Sekretion bereiten. Wegen der Dauerbelastung ist die Schleimhaut atrophisch, chronisch entzündet und neigt zu saisonunabhängigem Schnupfen. Meist treten auch unerwartete Niesanfälle auf. Diese atrophische Schleimhaut ist auch gegenüber anderen Allergenen (z. B. Pollen oder Schwebeteilchen) empfänglich. Partikel wie Schimmelpilzsporen, Pollen, Tierschuppen, Russ- und andere Schwebeteilchen lösen dann solche Reaktionen aus.

Einige dieser Luftschwebeteilchen enthalten Proteine, gegen die das Immunsystem mit IgM-, IgG-, IgA-und IgE-Antikörperbildung reagieren kann. Dies nennt man Sensibilisierung. Die allergenen Moleküle sind 5000 bis 50 000 Dalton gross. Da jedes der Proteine mehrere allergene Fraktionen aufweist, sind Mehrfachreaktionen möglich. Manche sind verbreiteter als andere. So reagieren die Allergene von Katzenhaaren viel öfter und stärker als jene von Hunden- oder Meerschweinchenhaaren.

Alle drei Krankheitsbilder weisen dieselbe Erkrankung der Atemwege auf. Die unterschiedliche Bezeichnung weist auf den Ort der Manifestation hin. In jedem Fall handelt es sich um allergische Behinderungen, die teils direkt am Erscheinungsort entstehen und teils indirekt vom Darmraum ferngeleitet sind.

In Mitteleuropa hat jeder fünfte Bewohner eine allergische Atemwegserkrankung, am häufigsten die Pollinosis. Allergische Atemwegserkrankungen treten besonders häufig im jugendlichen Alter auf. Zwischen 14 und 26 Jahren klagt jeder sechste über eine Pollinosis. Der Grund dafür dürfte bei den Umweltveränderungen liegen. Natürlich verstärken erhöhte Schadstoffkonzentrationen in der Luft, Rauchen (z. B. während der Schwangerschaft) und der Konsum «fremder» Nahrungs- und Genussmittel die allergische Bereitschaft. Man führt immer wieder den erhöhten Immunglobulin-E-Spiegel (IgE-Spiegel) an. Wesentlich am IgE erscheint die Annahme, dass es als Schutz- und Abwehreinrichtung gegen Parasiten gedacht ist. Seine antiparasitäre Funktion tritt durch den Rückgang der parasitären Erkrankungen (Würmer im Darm) gegenüber der allergeninduzierten Funktion zurück und verhilft daher letzterer zu mehr Geltung. Damit werden die für den Allergieausbruch verantwortlichen Rezeptoren der Mastzellen mit allergenspezifischen IgE besetzt. Diese Aussage bestätigt eine in der Praxis gewonnene Erfahrung. Die Parasiten im Gastrointestinaltrakt nehmen ab, und die in der Lunge und auf der Haut nehmen zu. Die bei Allergikern durchgeführten RAST-Werte auf Hausstaubmilbe sind durchwegs deutlich höher. Dies gilt auch für Neurodermitiker und Vitiligokranke.

Allergische Besonderheiten

Nur am Rande sei erwähnt, dass die Ursachen dieser Leiden nicht nur im Körperlichen, sondern auch im Seelischen liegen können. So vertreten einige Psychotherapeuten die Ansicht, dass Niesanfälle Sinnbild für verbotene Tränen darstellen. Bei Asthma bronchiale hiesse dies verschlüsselt «Da bleibt mir die Luft weg». Die Lunge und die Nase (Dickdarm) sind psychotherapeutisch Ausdruck für seelisches Unbehagen. Der Lungenmeridian ist fest an den Dickdarmmeridian gekoppelt (Mutter-Sohn-Regel der Akupunktur). Die beiden tragen bei seelischen Belastungen oder Dauerstress die Hauptlast.

Es gibt aber auch ein Niesen bei Völlegefühl. Dies muss kein allergisches Zeichen sein, sondern hängt mit der Bauchspeicheldrüse zusammen. Wegen der Mukosa-Atrophie können die Schleimdrüsen der Mukosa die Bauchspeicheldrüse nicht oder nur ungenügend zur Produktion von Enzymen reizen. Solche Patienten sind aufzufordern, zu opulentes Essen zu meiden und ein Enzympräparat (z. B. Pankreon® forte Filmtabl.) einzunehmen.

Ein weiteres Phänomen sind die Kreuzallergien (siehe auch Kapitel «Was sind Kreuzallergien?»). Diese treten vor allem durch Pollen auf. Die Pollen sind Antigene mit mehrfachen antigenen Möglichkeiten. Bei Kontakt mit einer feuchten Unterlage werden drei verschiedene Substanzen freigesetzt, die in Sekundenschnelle prüfen, ob das Pollenkorn auf einen weiblichen Stempel getroffen ist. Man kann gegen jede einzelne Substanz oder zugleich gegen alle drei allergisch werden. Dieses Phänomen besagt, dass Inhalationsallergene bestimmter Pollen allergische Reaktionen mit anderen Pflanzen oder deren Früchten auslösen können. Es ist auch möglich, dass eine Inhalationsallergie eine Darmallergie auslöst. Der umgekehrte Weg ist wahrscheinlich genauso möglich.

Liegt zum Beispiel eine Mandelallergie vor, sollte man nicht nur die Mandeln aus dem Menüplan entfernen, sondern auch die Allergien gegen Birken-, Hasel- und Erlenpollen beheben. Es gibt mehrere Möglichkeiten für diese versteckten Allergien, sich bemerkbar zu machen. Eine Allergie am Respirationstrakt muss klinisch nicht manifest sein, dennoch tritt beim Genuss bestimmter roher Gemüse- oder Obstarten eine respiratorische Symptomatik auf. Man denke nur an das Kitzeln in der Rachenhinterwand beim Essen von Torten.

In höherem Alter ist häufig zu beobachten, dass trotz Vorliegen einer starken IgE-Antikörper-Bildung keine Symptome bei der Allergenaufnahme über den Gastrointestinaltrakt auftreten, während der Kontakt respiratorische oder kutane Reaktionen auslöst. Erstens ist die enterale Mukosa atrophisch, und zweitens geben 70 Prozent der Patienten mit Kreuzreaktionen an, dass beim Genuss von rohem Gemüse, Kernobst und Nüssen ein Kribbelgefühl, Juckreiz am Gaumen und eine Bildung von Aphthen auftritt. Dies sind mitunter kleine Hinweise auf solche Kreuzallergien (siehe auch Kapitel «Was sind Kreuzallergien?»).

Heute wird die Schwermetallintoxikation, vor allem die intrazelluläre, auch mit Koriander in homöopathischer Form bekämpft. Unverträglichkeitszeichen sollte man nicht ignorieren, und eine eventuell vorhandene Kreuzallergie nicht als «Erstverschlimmerung» oder «Ausleitungszeichen» interpretieren.

Gerade bei den Atemwegsallergien soll nochmals auf die Bedeutung der Darmallergene hingewiesen werden. Als Hauptallergene bezeichnet man die Antigene, gegen die mehr als 50 Prozent der Allergiker mit einer erhöhten IgE-Antikörper-Bildung reagieren. Die Nebenallergene reagieren weniger häufig. Dies gilt nicht nur für die Nasenschleimhaut, sondern für den gesamten körperlichen Immunapparat. Deshalb müssen die Allergene des Darmes (Kuhmilch- und

Hühnereierproteine) miteinbezogen werden. Andernfalls bliebe ein gewichtiger Teil der Hauptallergene unberücksichtigt. Man denke an die Pollen von Weizen und Roggen, die sowohl in der Darmschleimhaut wie auch in der Nasenschleimhaut als Antigen wirken können. Demnach sollten Pollenallergiker die Hauptantigene unbedingt meiden, ebenso jene Nahrungsmittel, die im Pollenscreening für die Atemwege als Antigene erkannt werden. Im Klartext heisst dies, dass ein auf Roggenpollen allergisch reagierender Mensch neben Kuhmilch und Hühnerei Roggenmehlprodukte meiden sollte. Andernfalls werden seine geklonten Plasmazellen in den Lymphknoten im Darmbereich eine allergische Reaktion auslösen.

Sinusidales Störfeld

Innert kurzer Zeit entwickelt sich die Sinusitis allergica zu einem grossen und starken Störfeld. Der Grad der Entzündung, die von der einfachen Schleimhautschwellung bis zur Eiterung reicht, ist nicht als Gradmesser einer Störfeldwirkung zu betrachten. So kann sich eine Vereiterung der Nebenhöhlen als weniger störend auf andere Organe auswirken als eine kleine chronische Schleimhautreizung (z. B. allergische Rhinitis). Die Störfeldauswirkungen sind mit der herkömmlichen Medizin nicht erkennbar, sondern nur über Alternativverfahren wie die EAV. Die Nasennebenhöhlen werden nach einer gewissen Zeit der Fernstörungen aus dem Darmbereich selbst zu Störfeldern. Zunächst wird die nasale Schleimhaut von den bei der Darmallergie entstehenden Entzündungsstoffen irritiert. Sie atrophiert und wird auf Pollen und Schwebestoffe anfällig. Sie entwickelt sich zum Störfeld und irritiert besonders den Darm. Dieser Nachweis gelingt über die EAV oder die Thermoregulationsmethode nach ROST[13].

[13] *Thermoregulationsmethode nach ROST: Sie zeigt die Reagibilität der einzelnen Messpunkte auf Abkühlung grafisch an. Man kann Reaktionsstarren und damit Blockaden sehr gut erkennen.*

Eine gezielte anamnestische Erhebung zeigt die Abhängigkeit zwischen einer Naseninfektion (und ihrer Anhangsgebilde) und anderen Organen. So weisen ein chronischer Husten, Niesanfälle, mehrmaliges tägliches Benutzen von Taschentüchern oder grüngelbe, gelbe oder klare Sekrete auf nasale Beschwerden hin. Diese sind dem Patienten häufig gar nicht bewusst. Nasale Störfelder und dentale Irritationen aus dem Oberkiefer ergänzen sich sehr gut. Wurzelbehandlungen, Zahnwurzelresektionen, impaktierte Zähne, vergessene Wurzeln, Extraktionen und vieles mehr sind als Herd in Betracht zu ziehen.

Die bevorzugten Organe einer Sinusitis sind

- Darm — Sinukolitis
- Lunge — Sinubronchitis
- Harnblase — Sinuzystitis

Die Nasenlavage

Die Nasenlavage oder Nasenschleimhautwäsche ist ein nicht zu entbehrendes Therapeutikum (RAU), das sich eigentlich jeder Patient zu Hause machen lassen kann. Am Bett- oder Sofaende wird der Kopf so gelagert, dass die Nasenscheidewand senkrecht zur Zimmerdecke gerichtet ist. Entsprechend der Lagerung 5 bis 8 Tropfen mit einer Pipette an beiden Nasenscheidewänden absetzen. Will man die Schleimhäute der Nebenhöhlen mit der therapeutischen Nasenlösung be-

Nasentropfen	
Notakehl® D5 Tropfen	10 ml
Mukosa compositum Amp.	2 ml
Formasan® (Acid. formicicum) Amp.	2 ml
Psorinoheel® Amp.	2 ml
Apis® Injeel Amp.	2 ml
Natrium chloratum physiolog.	12 ml
Misce fiat gutt.: 2 × 20 Tropfen tgl. pro Seite	

Abb. 51 Nasentropfen zur Lavage

netzen, muss man den Kopf in jene Richtung bewegen, in der gerade die Nasennebenhöhle behandelt wird. Die Behandlungsdauer beträgt 5 bis 10 Minuten. Bewährt haben sich isopathische und homöopathische Medikamente.

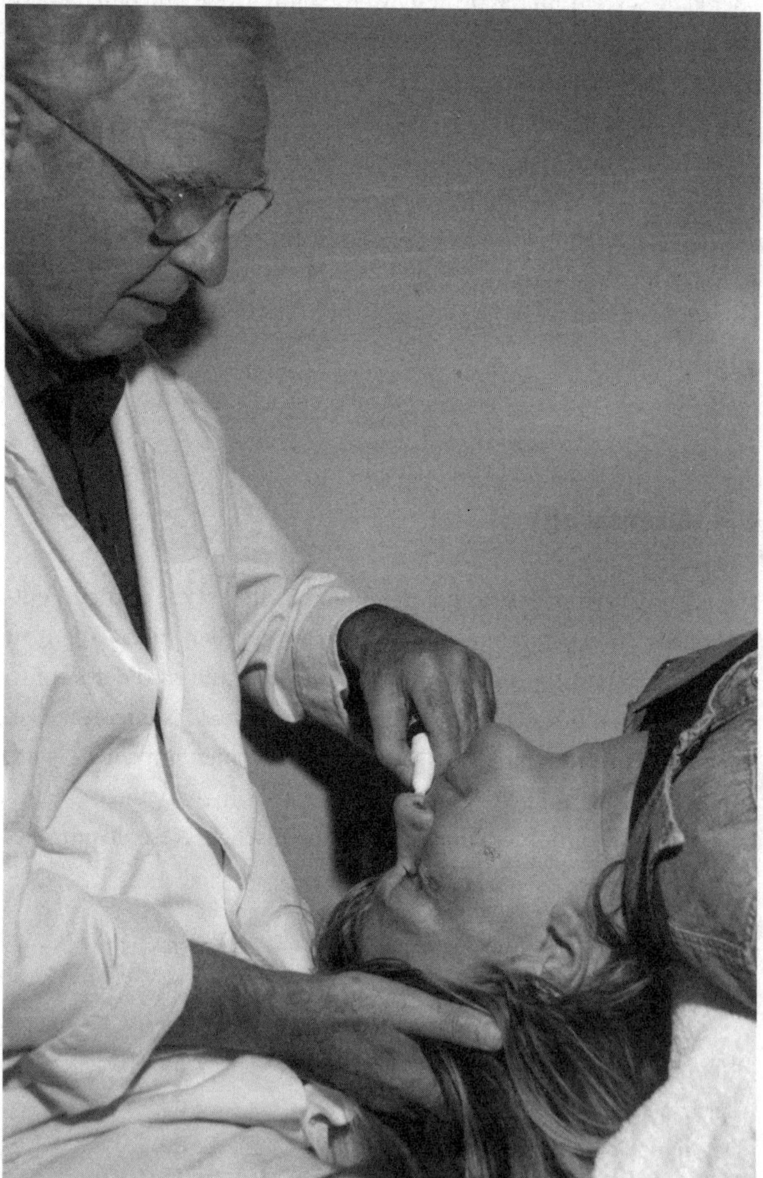

Abb. 52 Nasenlavage-Lagerung

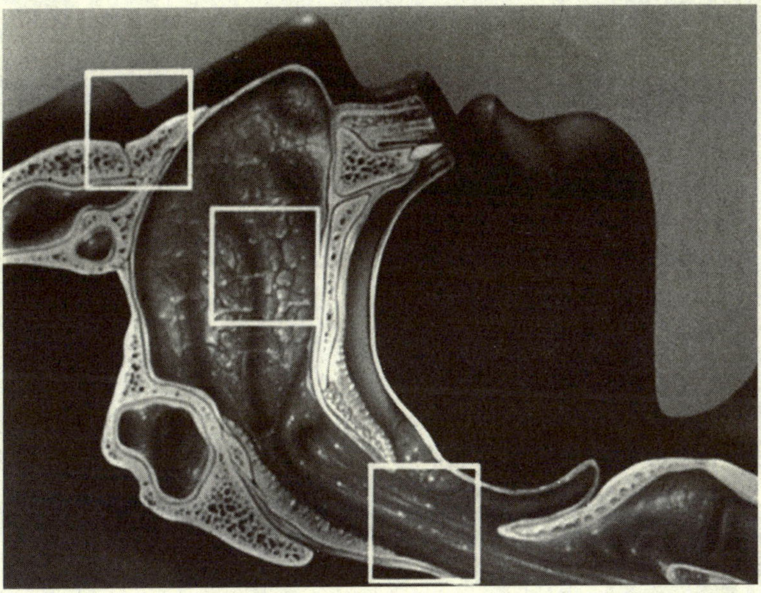

Abb. 53 Anatomische Verhältnisse

Sinukolitis

Wenn bei der Therapie des Kolitissyndromes die Behandlung einer möglichen Sinusitis nicht vorgenommen wird, ist dies eine Unterlassungssünde. Nach einer Nasentherapie mit Nasenlavage fühlt sich der Patient sogleich wohler. Oft nimmt der unter Kolitis leidende Patient die Nase gar nicht ernst.

Sinubronchitis

Die gleichzeitige Erkrankung von Lunge und Nasennebenhöhlen ist Ärzten und Patienten bekannt. Nur kennen sie meist den Zusammenhang zwischen Störfeld und gestörtem Organ nicht. Gewöhnlich weisen nur die Beschwerden auf diese Verbindung hin. Oft klagen Eltern über den Schnupfen, der als Vorläufer für das spätere Asthma auftritt, und häufig kommen die Patienten nach der Schnupfenperiode mit den bronchitischen Beschwerden in die Sprechstunde.

Die Bronchitis steht im Vordergrund und wird als allergisches Symptom behandelt. Leider unterlassen es die Patienten, ihren Schnupfen zu erwähnen, und der Behandler fragt sie nicht danach.

Eine Therapie der bronchialen Allergie alleine führt nicht zum Ziel. Verursacher Nummer eins ist der Darmraum, der zweite die nasalen Nebenhöhlen, und erst dann ist das Lungenorgan an der Reihe. Ein Antibiotikum wird bloss bei einer echten Entzündung helfen, ansonsten zerstört es den Bakterienrasen im Darm. Zusätzlich können sich auf die irritierte, atrophische nasale Mukosa Allergene vom Haptencharakter aufpfropfen. Bei allergischen Rhinitiden kann nur die allergische Ursache bekämpft werden, Antibiotika nützen nichts. Stets sollten die Oberkieferzähne mit einem Orthopan-(Panorama-) Röntgen kontrolliert werden.

Sinuzystitis

Davon betroffen sind jene Menschen, die im Kindesalter unter Bettnässen litten und später eine Reizblase aufweisen. Harnuntersuchungen oder antibiotische Kulturen ändern nichts. Es lohnt sich deshalb, die Zähne (Panoramabild) und Nasennebenhöhlen zu röntgen, denn oft ist die Ursache auf eine Schwermetallüberlastung zurückzuführen. Die Schneidezähne und die Stirnhöhle haben einen direkten energetischen Einfluss auf die Blasenmuskulatur. Oft geht vergessen, dass der reichliche Konsum von Proteinen die säureliebenden Bakterien im Harntrakt fördert. Man muss alkalisieren, am besten abends (Alkala N® Pulver: 1 × 1 Kaffeelöffel in heissem Wasser). Nach einer Schwermetallausleitung bessern sich gerade chronische Zystitiden rasch. Auch in der Nervenscheide abgelagerte Mykotoxine des Candida können die Ursache für eine Sinuzystitis sein.

Asthmoide Bronchitis oder Asthma bronchiale

Das Asthma bronchiale ist ein Teil der Infektanfälligkeit, speziell bei Kindern und Säuglingen. Vorboten sind ein Infekt mit Schnupfen und Halsweh sowie eine gerötete Augenbindehaut. Aber auch physikalische Reize wie Rauchen, hohe Luftfeuchtigkeit, Farben oder andere Chemikalien lösen Anfälle aus. Nicht selten sind Parasiten (Würmer) daran beteiligt. Auch Schimmel an den Wänden – ganz allgemein feuchte Mauern – begünstigen die spastische Erkrankung der Atemwege.

Die spastische oder asthmoide Bronchitis ist in den meisten Fällen eine allergische Erkrankung oder Fernstörung aus dem Nasennebenhöhlenbereich. Wie bereits ausgeführt, hat Asthma immer auch etwas mit dem Darm zu tun. Gemäss der chinesischen Heilslehre spendet die Mutter Lunge dem Sohn Dickdarm Energie. Verbraucht der Sohn zu viel, wird die Mutter schwach.

Der Keim Aspergillus niger ist seit Urzeiten der zweite Begleiter des Menschen. Ihm sind besonders die Organe Lunge, Haut und Lymphgefässe unterstellt. Gerade der Lungenkranke braucht die isopathische Therapie mit Mucokehl® und Nigersan®. Letzteres ist das Lungenmedikament schlechthin, es hilft selbst bei Tuberkulose.

In letzter Zeit kommt es wieder öfter vor, dass nur ein Elternteil mit den Kindern in die Praxis kommt, weil der andere wegen offener TBC (Tuberkulose) im Spital liegt. In solchen Fällen ist es ratsam, zur Vorbeugung den anderen Familienmitgliedern ein Tuberkulostaticum zu verabreichen. Zu empfehlen ist Nigersan® (Erwachsene 2 × 1 Tbl. tgl. während 3 Monaten, Kinder 2 × 10 bis 15 Tr. tgl. während 3 Monaten). Für den im Krankenhaus weilenden Elternteil werden ebenfalls Tabletten mitgegeben. Es kommt immer wieder vor, dass bereits eine Woche später die ganze Familie wieder fit ist. In solchen Fällen berichten die Betroffenen über das Staunen des Krankenhausarztes, weil die TBC so rasch geheilt ist.
Der Endobiont Aspergillus niger, der in seinen Basisstufen die Grundlage des Medikamentes bildet, lässt grüssen!

Die asthmoide Komponente ist ein vielschichtiges Problem. Ein Asthmakind überspielt die spastische Komponente sehr gut. Umgekehrt setzt es bei ängstlichen Eltern seinen Bronchospasmus ein, um Zuwendung zu erhalten. Aber auch Schulprobleme oder Familienfeste können Asthmaanfälle auslösen. Therapeuten sollten deshalb sehr viel Fingerspitzengefühl mitbringen. Es gilt mit Feingefühl die Eltern zu «härten», damit sie «Erpressungen» nicht mehr nachgeben. Denn überängstliche Eltern verbreiten eine Stimmung, die dem Kind keine «Luft zum Atmen» lässt. Meist stecken Abgrenzungsprobleme beider Seiten dahinter. Man muss eben auch mal NEIN sagen dürfen/können.

Wichtig ist, einen Bluttest auf Hausstaubmilbe, Katzen- und Meerschweinchenhaare usw. durchzuführen. Diese Tiere sind nicht nur Auslöser der Allergie, sie verstärken jede allergische Komponente. Gegen die Hausstaubmilbe hilft das Entfernen der Woll- und Kunststoffteppiche und das tägliche Nasswischen des Bodens. Selbst einzelne Katzen- oder Meerschweinchenhaare können einen Bronchospasmus auslösen, selbst wenn die Haare mit blossem Auge gar nicht sichtbar sind.

Therapeutisch wird man sich an das angegebene Schema halten. Einzelne Hustentropfen erleichtern die Symptomatik. Gut bewährt haben sich Drosera-Tropfen, das Cuprum aceticum D12 Globuli (2 × 5 Glob. tgl.) und das Kalium jodatum D12 Globuli (2 × 5 Glob. tgl.). Die Halogene, zu denen Brom und Jod zählen, haben einen erleichternden und die Allergie unterdrückenden Charakter. Gut sind auch Heilbäder; chronische Entzündungen der Nasennebenhöhlen bessern sich in Abbano Therme oder Montegrotto (Italien) innert weniger Tage. Dabei geht die Sekretion zurück, und der Reiz auf die Kehlkopfschleimhaut und Bronchien nimmt ab.

Nasennebenhöhlen-Therapie:
Nasenlavage: 1 bis 2 × täglich
Basis: WERTHMANN-Diät
Beginn: Notakehl® D5 Tropfen/Tabletten
Nach 3 Wochen: Mucokehl D5 Tropfen/Tabletten
und
Nigersan® D5 Tropfen/Tabletten
Amalgamausleitung

Abb. 54 Nasennebenhöhlen-Therapie

Laryngitis subglottica, Pseudocroup, Angina/Halsweh

Eine lästige und mitunter furchterregende Krankheit ist die Laryngitis subglottica oder der Pseudocroup. Die Schwellung der Schleimhäute auf den Stimmbändern führt beim Kind zu Atemnot und Angst. Meist treten die Attacken mit einem Schnupfen und einer absteigenden Entzündung der Rachenhinterwand (Rhinopharyngitis) auf. Das entzündliche Sekret aus den Nasennebenhöhlen oder den adenoiden Vegetationen (Polypen) rinnt an der Rachenhinterwand Richtung Kehlkopf und Stimmbänder. Hier gilt es, neben den schon erwähnten Massnahmen (Anginatherapie, Diät nach WERTHMANN, Notakehl® D5 Tropfen: 2 × 10 bis 15 Tr. tgl.) und einer Nasenlavage (im Notfall Nasentropfen), vor allem das Homöopathicum Aconit D30 in Globuliform zu verordnen. Man nimmt 10 Globuli, nach 20 Minuten nochmals 10 und, wenn es nicht bessert, nach 30 Minuten nochmals 10 Globuli. Zugleich ist dem Kind bei geöffnetem Fenster ein warmer Tee zu servieren. Da hauptsächlich trockene Luft für die Entstehung des Pseudocroups verantwortlich ist, verbessert das Luftbefeuchten die Ausgangssituation. Sehr gute Erfolge erzielt man auch mit dem Homöopathikum Cuprum aceticum D6 Globuli oder Kalium jodatum D12 Globuli (jeweils 2 × 5 Glob. tgl.).

Hustentropfen für verschiedene Hustenformen:	
Drosera Tropfen	gegen Spasmen
Tartarus stibiatus (Tartephedreel)	gegen das Husten mit Erbrechen
Aconit	gegen das bellende Husten
Ipecacuanha	gegen das Erbrechen beim Husten

Abb. 55 Hustentropfen

Anginenmix:	
Notakehl® D5 Tropfen/Tabletten:	2 x10 bis 20 Tr./2 × 1 Tbl. tgl.
Lymphomyosot Tropfen:	2 × 10 bis 30 Tr.
Relivora Tropfen:	2 × 10 bis 30 Tr.
Rebas® D4 Kapseln:	2 × 1/2 bis 1 Kps.

Abb. 56 Anginenmix

Therapie bei allergischen Atemwegserkrankungen
Allgemeine Begleitmassnahmen: **Diät nach WERTHMANN und Zellulose-Programm**
Für die Mikrobiologie
Fortakehl® D5 Tropfen: 2 × 10 bis 20 Tr. tgl. während 3 Wochen
dann
Sancombi® D5 Tropfen: 2 × 10 bis 20 Tr. tgl. während mehrerer Monate
Erwachsene nehmen stattdessen
Mucokehl® D5 Tabletten 1 × 1 Tbl. morgens
und
Nigersan® D5 Tabletten: mittags und abends je 1 × 1 Tbl. tgl.
zusätzlich Immuntherapie:
Rebas® D4 Kapseln: 2 × 1 Kps. tgl.
Utilin® N Tropfen: abwechselnd 1 × 2 Tr.
Recarcin N® Tropfen: 1 × 2 Tr. abwechselnd in die Haut einreiben
Formasan® Tropfen: 3 × 10 bis 30 Tr. tgl.

Abb. 57 Therapie Asthmabronchitis

Wichtige Zusatzmassnahmen	
Nasenlavage:	Atemgymnastik, Schwermetallvergiftung feststellen
Neuraltherapie:	Ganglion stellatum, kombiniert mit Ganglion sphenopalatinum mit Iso- und Homöopathika, Quaddelung entlang der Wirbelsäule (Blasenmeridian)
Speisesoda:	1 Mokkalöffel in heissem Wasser aufgelöst
bei Erwachsenen:	Lävolac® 2 × 1 Kaffeelöffel

Abb. 58 Allgemeine Zusatzmassnahmen

Pseudocroup-Therapie
Tartephedreel® Tropfen: 3 × 20 Tr. tgl.
Aconit D30 Globuli: 2 × 10 Glob. tgl.
Recarcin N® Tropfen: 2 Tr. in Haut einreiben
abwechselnd mit
Utilin N® Tropfen: 2 Tr. in Haut einreiben

Abb. 59 Therapie Pseudocroup

Die Immunorgane

Infektanfälligkeit

Die Infektanfälligkeit ist eine chronisch rezidivierende Erkrankung des Atem- und Verdauungstraktes (Bronchitis, Schniefen, Koliken) im Säuglings- und Kindsalter. Sie kann auch bei Neurodermitiskranken beobachtet werden. Das Problem stellt sich auch bei älteren Menschen. Sie erkranken genau wie Kinder mehrmals im Jahr an einer «Grippe». Selbst wenn sie sich impfen lassen, machen sie sie durch – auch wennn sie's wegen des Dauerschnupfens gar nicht merken. Beide, Kinder und ältere Menschen, leiden an der Atrophie der Darmschleimhaut: Die Kinder wegen der aktuellen Allergie, die älteren Menschen wegen der Abnahme des Turgors und der Resterkrankung von früher durchgemachten Allergien. Dies erklärt auch, weshalb es eine Immunschwäche darstellt. Von einer Infektanfälligkeit wird gesprochen, wenn bei Kindern und älteren Jugendlichen vermehrt Infekte auftreten. Der Schulmediziner spricht erst von dieser Krankheit, wenn ein Kind mehr als sieben bis neun Infekte im Jahr durchmacht. Nach der Schulmedizin wäre das Minimum demnach, wenn ein Kind alle sechs Wochen erkrankt. Doch das ist auf jeden Fall zu viel. Bei älteren Menschen sind mehr als drei «Grippen» oder «Schnupfen» pro Jahr zu viel.

Bei Kindern äussert sich dieses Krankheitsbild als rezidivierende, fliessende Mittelohrentzündung, ein Dauerschnupfen oder eine chronische, immer wiederkehrende Bronchitis oder Angina. Die Neurodermitiker zeigen nicht selten ihre Infektanfälligkeit in den Hauteruptionen. Wann immer ein Familienmitglied krank ist, erlebt der Hautkranke eine Verstärkung seines Hautleidens. Der Erwachsene kränkelt an seinem Halsweh oder seiner Bronchitis, die «vom Wetter abhängen». Auch ein sogenannter Tennisarm kann den Anginen entsprechend Beschwerden auslösen. Verursacher ist nicht selten auch hier der Zahn. In solchen Fällen können die Toxine der Grippe nicht mehr kompensiert werden, zumal ja der Körper über die kranke Gelenkschleimhaut sehr gut ausscheiden gelernt hat.

Die Infektanfälligkeit kann ohne weiteres zu den chronischen Krankheiten gezählt werden, obwohl sie nicht alle Kriterien der Chronizität erfüllt. Vor allem lassen sich die Veränderungen der Reaktionskurve nach SELYE nicht so stark wie bei den übrigen chronischen Krankheiten nachweisen und wenn, dann sind sie leicht rückgängig zu machen.

Die Infektanfälligkeit versteckt sich hinter so vielen Beschwerden, dass es schwierig ist, den Überblick zu behalten. Sie ist häufiger anzutreffen als gemeinhin angenommen und betrifft grundsätzlich alle Altersgruppen. Die Infektanfälligkeit ist immmer auch Zeichen eines Störfeldes. Oft sind es zwei – der chronisch kranke Darm und ein anderes, zu eruierendes Organ. In jedem Fall sind an erster Stelle die enteralen Ursachen zu nennen. Sie sind Resultat von komplexen zellulären und humoralen Vorgängen in der Darmschleimhaut sowie von Reaktionen durch Veränderung im Keimspektrum. Immer wieder werden die enteritischen Attacken als Nebenwirkung eines verordneten Antibiotikums gewertet. Dies ist durchaus möglich, nur die intestinale Veränderung ist keine Folge der Therapie, sondern zentrale Ursache des Leidens. Die Folgen sind die Einschränkung der immunologischen Tätigkeit der Schleimhaut über das Immunglobulin A (IgA) sowie der Peyer'schen Plaques mit den T/B-Lymphozyten und vor allem der Makrophagenaktivität. Damit fallen die wichtigsten Faktoren zum Schutz vor den Infektionen weg.

Die Therapie gliedert sich wiederum in drei Teile:

- Diät nach WERTHMANN
- cyclogenische (mikrobiologische) Therapie
- Immuntherapie

Die Basis bildet die Diät nach WERTHMANN. Sobald die Schleimhaut wieder aufgerichtet ist, werden die Bakterienstämme Koli, Streptokokken, Laktobazillen und Bifidus zurückkehren und die dreifach konjugierten, ungesättigten Fettsäuren liefern. Der Antischockstoff normalisiert die Reaktionskurve. In der Übergangszeit kann es durchaus vorkommen, dass die nächste Grippe weniger lange dauert, keine lang anhaltenden und starken Fieberschübe entwickelt oder dass sich der Abstand zwischen den Infekten verlängert. Diese Verlaufsmöglichkeiten bemerkt man sowohl bei jungen wie auch älteren Patienten.

Der zweite Teil betrifft die pathologische Stufe der einzelnen mikrobiologischen Cyclogenien. Sie werden bereits durch die Milieuänderung in ihrer Pathogenität behindert. Es ist wichtig, dass diese krank machenden Keime über die Basisformen (in den entsprechenden Medikamenten enthalten) wieder in weniger pathogene Formen rückgeführt werden.

Die Berücksichtigung der Peyer'schen Plaques erweist sich immer wieder als richtig. Sie sind ein höchst sensibles Immunorgan und bei der Therapie nicht zu unterschätzen. Die Behandlung erfolgt mit Rebas®. Das Präparat besteht aus einer homöopathisierten Form der Peyer'schen Plaques von Kälbern. Die Kapseln können geöffnet werden und den kleinen Kindern auf die Mandeln gestreut oder der Flaschenkost beigegeben werden. Ältere Leute schlucken solche Kapseln relativ leicht. Grössere Kinder und Erwachsene nehmen in den ersten zwei Therapiewochen 1 bis 2 × 1 Kapsel täglich ein. Die Kapselkur kann nach vier Wochen wiederholt werden.

Das immunbiologische Therapeutikum Latensin® gehört der Tuberkulinumreihe und damit der Cyclogenie des Aspergillus niger an.

Der Tuberkelbazillus ist die höchste bakterielle Stufe dieser Entwicklungsreihe. Die TBC ist eine Krankheit, die mit Fieberschüben, Frösteln, Blässe, Inappetenz und einer Neigung zur Chronizität einhergeht. All dies sind Beschwerden der Infektanfälligkeit. Dabei handelt es aber nicht um eine echte Tuberkulose. Die asthenische Konstitution setzt dem Erreger wenig Widerstand entgegen und ermöglicht der Aspergillus-niger-Cyclogenie bei entsprechender Schwäche einen Aufstieg zur Bazillenstufe. Die Tuberkulose war seit je ein Begleiter des Menschen. Daher hat jeder den Abdruck dieses Bazillus in seiner Konstitution oder Erbmasse. Entsprechend der homöopathischen Denkweise (grosse Dosen zerstören, kleine Dosen reizen [heilen]) wird man das Tuberkulinum in grösserer Verdünnung verordnen. Die Kinder erhalten das Tuberkulinum als Globuli, den Erwachsenen kann dies durch das Präparat Latensin® (Bazillus subtilis) verabreicht werden. Der überall und in vielfacher Form vorhandene Bazillus subtilis hilft in mehrfacher Hinsicht. Er wirkt in Richtung Paratuberkulose und stärkt damit eine genetische Schwachstelle. Gleichzeitig stellt er das beste Immuntherapeutikum dar. Der Patient reagiert auf die Kapseln sehr gut und doch nicht überschiessend.

Die Reaktionen sind notwendig, andernfalls wird die falsche Stelle behandelt oder der Patient wird durch ein Störfeld blockiert. Sollte wider Erwarten keine Reaktion auftreten oder der Genesungsverlauf unterbrochen werden, bewährt sich die Interponierung von Tuberkulinum D30 Globuli oder Tabletten (1 × 5 bis 10 Glob./1 × 1 Tbl. tgl. während 1 Woche).

Das angegebene Schema muss über mehrere Monate hinweg eingehalten werden. Eine Milieutherapie braucht Zeit, andernfalls fällt der Organismus in die alten Reaktionsweisen zurück. Die chronische Infektanfälligkeit beginnt schleichend und endet nicht abrupt. Selbst wenn die Beschwerden und die Grippesymptome verschwinden, die Voraussetzung für eine Heilung ist noch nicht optimal. Vor allem die Umstellung zu Kost ohne Hühnereier- und Kuhmilchprodukte muss konsequent, kompromisslos und während Jahren eingehalten werden. Eine Niedrigdosistoleranz (Low-Dosis-Toleranz) zu entwickeln, braucht Geduld. Eine vorzeitige Beendigung der Diät führt nach den Erfahrungen des Autors innert zwei Monaten bis zwei Jahren zu einem Rückfall, der allerdings nicht mehr mit der Ersterkrankung identisch sein muss. Wenn zuvor eine Bronchitis bestand, kann es später eine Mittelohrentzündung oder eine Hauterkrankung sein. Der Zeitpunkt, bis keine Beschwerden mehr auftreten, hängt davon ab, wie rasch der Bürstensaum und die Schleimhaut zerstört werden.

Diät bei Infektanfälligkeit (WERTHMANN-Diät)	
Mikrobiologie-Isopathie	Utilin® N: 1 × 2 Tr. tgl. einreiben
Notakehl® D5 Tropfen/Tabletten: 2 × 5 bis 2 × 10 Tr./2 × 1 Tbl. während 3 bis 4 Wochen	Tuberkulinum D30 Globuli: 2 × 5 Glob. tgl.
dann	Sanukehl® Pseu D5: 1 × 2 Tr. einreiben
Sancombi® D5 Tropfen: 2 × 5 bis 2 × 10 Tr. während mehrerer Monate	Peyer'sche-Plaques-Aufbau: Rebas® D4 Kapseln: 1 × 1 Kps. tgl.
oder	
Mucokehl® D5: 1 × 5 bis 1 × 10 Tr. morgens	
Nigersan® D5: 1 × 5 bis 1 × 10 Tr. abends	
Lävolac®: 1 bis 2 Mokkalöffel täglich	
Medikamente über mehrere Monate hinweg einnehmen!	

Abb. 60 Therapieschema für Säuglinge und Kleinkinder

Diät bei Infektanfälligkeit (WERTHMANN-Diät)	
Mikrobiologie-Isopathie	**Immun-Biologie**
Fortakehl® D5 Tabletten: 2 × 1 Tbl. während 3 bis 4 Wochen	Sanukehl® Pseu D5 Tropfen: je nach Alter 1 × 1 bis 3 Tr. einreiben und 1 × 5 Tr. oral
dann	Peyer'sche-Plaques-Aufbau:
Mucokehl® D5 Tabletten: 1 bis 2 Tbl. morgens	• Rebas® D6 Kapseln: 1 × 1 Kps. oral
Nigersan® D5 Tabletten: 1 bis 2 Tbl. abends	• Latensin® schwach Kapseln: montags
Lävolac®: 1 bis 2 Kaffeelöffel täglich	• Utilin® schwach Kapseln: freitags je 1 × 1 Kps. auf nüchternen Magen
Medikamente über mehrere Monate hinweg einnehmen!	

Abb. 61 Therapieschema für grössere Kinder und Erwachsene

Gründe für die Diät
Aufbrechen der Chronizität
Neuproduktion der Antischockstoffe
Normalisierung des Darmmilieus
Zelluloseverdauung
Normalisierung des Bakterienrasens
Verschwinden von Mykosen
Rückkehr des Erinnerungsvermögens, Merkfähigkeit, Ein- und Durchschlafen
Verschwinden der chronischen Müdigkeit («chronic fatigue syndrom»)
Sanierung des Pilzrasens
Aufnahme der Fresstätigkeit der Makrophagen und Granulozyten
Neubildung von Immunzellen (B-Zellen,T_3/T_4-Zellen)

Abb. 62 Diätgründe

Chronische Müdigkeit (Candidiasis oder Candidose)

Auf den ersten Blick haben die Candidiasis und das «chronic fatigue syndrom» wenig miteinander zu tun. Erst bei genauerem Hinsehen realisiert man, dass dem nicht so ist.

Die Candidamykose, der Soor oder die Candidiasis sind verschiedene Namen für ein und dasselbe Krankheitsbild. Es sind Infektionen der Haut und der Schleimhäute durch Candidaarten. Sobald das innere und/oder örtliche Milieu verändert wird (z. B. bei der Einnahme von Antibiotika, antibiotischen Salben oder Antimykotika, bei Diabetes oder immunsuppressiver Behandlung), das heisst bei eingeschränkter Resistenz, kann die zur normalen Schleimhaut oder Hautflora gehörende Candida albicans zum vorherrschenden Keim werden. Der Candidakeim ist immer und überall in uns. Solange das Milieu für ihn nicht stimmt, bleibt er im Hintergrund.

Wegen der unterschiedlichen Bezeichnung der einzelnen Beschwerden muss etwas tiefer in die Materie eingestiegen werden: Egal ob Candidiasis oder «chronic fatigue syndrom», immer werden die Beschwerden durch eine durchlässige enterale Mukosa («leaky gut») ausgelöst. Die in den Körper eingedrungenen Partikel bilden das Autointoxikationssyndrom nach REINSTEIN.

Pilze sind unsere Freunde und Helfer

Der Keim Candida ist eine Hefegattung mit runden, ovalen oder zylindrischen Zellen, die sich meist durch multilaterale Sprossung vermehren. Der Pilz hat für den Menschen wichtige Aufgaben, wie dies im Kapitel über den Bakterienrasen (Seite 48) beschrieben wird. Neben der Staubsaugerwirkung für die Schwermetalle (RAU) signalisiert er auch den Zustand, in den sich der Wirt (Mensch) gebracht hat. Man kann das verständlicher darstellen, wenn man die Pilze als Notformen der Bakterien bezeichnet. Die Endobionten haben die Eigenschaft, sich entsprechend dem Flüssigkeitsmilieu, in welchem sie sich befinden, aufwärts oder – bei Verbesserung des Milieus – abwärts zu entwickeln.

Diese Vielgesichtigkeit ein und desselben Lebewesens (Pleomorphismus) lässt sich anhand eines Beispiels erklären: Wenn man einer Gruppe von Seminarteilnehmern in einem warmen Raum plötzlich die Heizung abschaltet, das Fenster öffnet oder kalte Luft in den Raum einführt, wird jeder zum warmen Mantel greifen. Trotz der neuen Kleidung sind es immer noch dieselben Menschen. Sobald wieder geheizt wird, werden sie den Mantel wieder abziehen. So verhalten sich auch die Pilzformen in sehr saurem Milieu.

Oft heisst es, man hätte Pilze im Blut. Dies ist schlicht und einfach nicht möglich, da das Blut durchwegs eine Säureionenkonzentration von mindestens pH 5 aufweist und damit das Wachstum von Pilzvorstufen verunmöglicht wird. Ein Pilz benötigt einen pH-Wert zwischen 1 und 3. Je besser die Zellatmung, das heisst, je besser der intrazelluläre Zitronensäurezyklus atmet, desto säurearmer wird das intrazelluläre Milieu. Je basischer das Milieu, desto weniger Pilze sind möglich.

Dasselbe gilt auch für die sogenannten «Antipilztherapien». Das wichtigste Ziel solcher Therapien ist, ein basisches Milieu herzustellen. Daher ist am Anfang immer die Zellulosekost (frisches Obst und Gemüse sowie Trockenobst) zu meiden. Solange die Darmmukosa atrophisch ist, kann sich kein normaler Bakterienrasen bilden, der die Zellulose spaltet. Ebenso darf dem Pilz nicht ganz der Zucker genommen werden, da er sonst den Blutzucker aus den Blutgefässen nascht und im Blut seine Abdrücke hinterlässt. Zur Aufrichtung der Darmmukosa wird man ausschliesslich die Diät nach WERTHMANN sowie homöopathische Komplexmittel[14] einsetzen. Vornehmlich werden Komplex- oder Terrainmittel (Heel) wie Nux vomica Homaccord®, Magnesium Manganum Phosphoricum Injeel® verordnet, verbunden mit den Basenpulvern Natriumbicarbonat (Speisesoda) oder Alkala N®.

[14] *Komplex- oder Terrainmittel: Die Komplexhomöopathie fasst für einzelne Krankheitskomplexe hierfür in Frage kommende Mittel in ihren gebräuchlichen Potenzen zu einem Komplexmittel zusammen, weil die Wahrscheinlichkeit wächst, dass das richtige Mittel dabei ist und wirken kann. Ausserdem gelten sie als Milieu- oder Drainagemittel für das angesprochene Organ. Obwohl die Komplexhomöopathie den Grundsätzen der reinen homöopathischen Lehre widerspricht, kann mit Komplexmitteln erfahrungsgemäss sehr erfolgreich gearbeitet werden.*

Ausserdem sind mineralstoffreiche Ernährung oder mikrobiologische (isopathische) Mittel nötig.

Beschwerden der Candidiasis (Candidose)
vegetative Beschwerden: • Aphthen • grauweisse Beläge auf der Mundschleimhaut
Schleimhautprobleme: • Brennen auf der Zunge • Brennen und Jucken am After sowie der Urogenitalschleimhaut
Organerkrankungen: • Sinusitis • Cystitis vaginitis • Enteritis • Dermatitis
vegetative Beschwerden: • Zittern, Bauchkrämpfe, Herzweh • Schwitzen ohne wesentliche Anstrengung • Juckreiz, örtlich Frösteln
neurologisch-psychische Beschwerden: • Müdigkeit, Kopfschmerzen • Konzentrationsmangel • Erschöpfungs- und Verstimmungszustände • Niedergeschlagenheit, innere Unruhe, Spannung, Angst, Reizbarkeit • Schlaflosigkeit

Abb. 63 Candidabeschwerden

Sowohl die Candidiasis als auch die Schwermetallüberlastung zeigen ähnliche Beschwerden. Das darf nicht wundern, denn beide hängen eng zusammen. Die Schwermetalle, vor allem das Mercurius aus dem Amalgam, brauchen für ihre Entsorgung eine hohe Anzahl von Pilzvorstufen. Sowohl die Noxen des Candidazerfalls und der Candidamembran als auch die Schwermetalle werden in den Nervenscheiden und in der hinteren Wurzel des Nervenaustrittes aus dem Rückenmarkkanal abgelagert. Die chronische Müdigkeit rührt demnach entweder von der zu dichten Candidabesiedlung im Darm oder von der zu grossen Ablagerung im Nervengewebe. In beiden Fällen benötigt man eine orthomolekulare Therapie.

Beschwerden bei Schwermetallüberlastung
vegetative Beschwerden: • Mundgeruch, Speichelfluss • dicke Zunge (eventuell mit sichtbaren Zahneindrücken • Zungenbrennen, Frösteln • Schwitzen, Juckreiz an den unmöglichsten Stellen • Empfindlichkeit gegen kühle Luft und ständiges Frieren im Bett • übel riechende und klebrige Nachtschweissausbrüche
Schleimhautprobleme: • alle entzündlichen Absonderungen sind ätzend, scharf und eitrig
neurologische Beschwerden: • Kopfschmerzen, Konzentrationsstörungen • Gedächtnisstörungen, Verlust der Merkfähigkeit • motorische Unruhe • Zittern • Verstimmungszustände, Niedergeschlagenheit, innere Angst Reizbarkeit, Schlaflosigkeit

Abb. 64 Schwermetallbeschwerden

Die Diagnose

Ob die Beschwerden auf ein vermutetes Candidawachstum im Darm oder eine Amalgam-(Schwermetall-)Überlastung hinweisen, lässt sich relativ leicht einfach ermitteln, und zwar folgendermassen:

- Mittels eines quantitativen Stuhlbiogramms die B. Koli-Zahl bestimmen (siehe Kapitel über Darmbakterien/Abb. 24)
- über DMPS (Heyl) mit dem Wirkstoff (RS) -2,3-Dimercapto-1-propansulfonsäure Natriumsalz die Schwermetallausscheidung im Urin feststellen
- über das Orthopanröntgen (an den Wurzeln behandelte Zähne, Amalgamreste im Zahnfleisch) und einen Kontrollblick zur Ermittlung der vorhandenen Amalgammenge
- über den Blutausstrich (Vitalblut) unter dem Dunkelfeld-mikroskop, um den Grund für die Eiweissüberlastung und die Blockierung der Leukozyten (Schwermetalle) zu erkennen

Therapie bei Candidabefall und Schwermetallausleitung		
WERTHMANN-Diät	**Mikrobiologie-Isopathie**	**Immun-Biologie**
keine Kuhmilch- und Hühnereierprodukte	Albicansan® D5: 2 × 5 bis 10 Tr. während 3 Wochen	Sanukehl® Pseu D5 Tropfen: je nach Alter 1 × 1 bis 3 Tr. einreiben und 1 × 5 bis 10 Tr. oral
keine Zellulose	*dann*	
nur gekochtes Gemüse	Fortakehl® D5: 2 × 1 Tbl. während 3 bis 4 Wochen	Peyer'sche-Plaques-Aufbau: Rebas® D6 Kapseln: 1 × 1 Kps. oral
gekochtes Obst		
kein Vollkornbrot		
keine Kerne/Nüsse	*dann*	
nur wenig Zucker	Mucokehl® D5 Tbl.: 1 bis 2 Tbl. morgens	Selenokehl: 2 × 5 Tr.
Lävolac®: 1 Kaffeelöffel tgl.	Nigersan® D5 Tbl.: 1 bis 2 Tbl. abends	Zinkokehl D3 dil.: 2 × 5 Tr.
		Pleochelat® (Sanum) Tropfen: 2 × 10 bis 30 Tr.
Medikamente über mehrere Monate hinweg einnehmen!		

Abb. 65 Candida- und Schwermetallausleitungstherapie

Die Therapie bei Kindern und Jugendlichen ist einfacher, weil die Kinder wesentlich weniger Amalgam im Gebiss haben und ihr Darm rascher reagiert. Auch die übrige Schwermetallbelastung ist geringer.

Im Allgemeinen kommen die Candida- und die Ausleitungstherapien einer Symbiose-Wiederherstellung (sogenannte Symbioselenkung) gleich.

Die unten aufgeführten Pilzerkrankungen sind Zeichen einer Dysbiose und werden nach dem angegebenen Schema (Abb. 66) behandelt.

Soormykosen

Bei einer Candidiasis bei Kindern treten Soormykosen auf. Sie sind sehr oft die ersten Zeichen einer Kuhmilch-Unverträglichkeit. Bei den Kin-

Symbiose-Wiederherstellung (Aufbau)	
Mikrobiologie-Isopathie	**WERTHMANN-Diät**
bei Erwachsenen:	Für alle Altersstufen:
Albicansan® D5: 2 × 5 bis 10 Tr. während 3 Wochen	Keine Produkte aus Kuhmilch und Hühnerei
dann	keine Zellulose
Fortakehl® D5 Tabletten: 2 × 1 Tbl. während 3 bis 4 Wochen	Empfohlene Nahrung für die ersten 2 Wochen:
dann	gekochtes Gemüse
Mucokehl® D5 Tabletten: 1 bis 2 Tbl. morgens	gekochtes Obst
Nigersan® D5 Tabletten: 1 bis 2 Tbl. abends	kein Vollkornbrot
Lävolac®: 1 Kaffeelöffel tgl.	keine Kerne und Nüsse
bei Kindern:	→ nur wenig Zucker
Albicansan® D5 Tropfen (während 2 bis 3 Wochen): – 2 bis 4 Jahre: 2 × 3 Tr. tgl. – 4 bis 6 Jahre: 2 × 5 Tr. tgl. – 7 bis 10 Jahre: 2 × 8 Tr. tgl.	
Notakehl® D5 Tropfen (während 4 bis 6 Wochen): – 2 bis 4 Jahre: 2 × 5 Tr. tgl. – 4 bis 6 Jahre 2 × 8 Tr. tgl. – 7 bis 10 Jahre: 2 × 10 Tr. tgl.	
dann während 2 bis 3 Monaten:	
Sancombi® D5 Tropfen: Dosierung wie bei Notakehl®	
Medikamente über mehrere Monate hinweg einnehmen!	

Abb. 66 Symbiose-Wiederherstellung (Aufbau)

dern wird mit Albicansan® D5 Tropfen begonnen, dann auf Notakehl® D5 Tropfen gewechselt, zuletzt Sancombi® D5 Tropfen gegeben. Das isopathische Kombinationsmittel Sancombi® (Mucor racemosus/Aspergillus niger) wird für mindestens eine Dauer von 2 bis 3 Monaten verordnet. Es ist ein generelles pädiatrisches Mittel bei mikrobiologischen Dysbakterien und für Säuglinge und Kleinkinder mit Verdacht auf Candidabefall. Die Diät ist in jedem Alter zwingend, denn dadurch wird der Boden für die Rückbildung der Pilz- zu den Basisformen und die Erholung des mikrobiologischen Lebensraumes gelegt.

Mundsoor

Dieser weisse Zungen-Mundschleimhaut-Belag ist eine spezielle Form der Verpilzung, genauso wie die schwarze Zunge. Im ersteren Fall sind es Hefepilze, die auch bei kleinen Kindern auftreten können, beim zweiten ein Überwuchern der Aspergilluskeime. Man tröpfelt den Säuglingen und Kleinkindern täglich Pefrakehl® D5 Tropfen (3 bis 5 × 2 bis 3 Tr.) auf die befallenen Stellen und tauscht die Kuhmilchanteile in der Nahrung gegen Sojamilch. Solange die Mutter stillt, wird sie auf Kuhmilch- und Hühnereierprodukte verzichten müssen. Mit zunehmenden Alter verschwindet die Anfälligkeit.

Der Mundsoor bei grösseren Kindern erfordert eine Darmsanierung in altbewährter Weise (siehe Abb. 64). Zwecks besserer Durchlymphung der Tonsillen sollen Lymphomyosot® Tropfen (Heel) (2 bis 3 × 10 bis 20 Tr.) eingenommen werden. Wegen der spontanen Regulationsfähigkeit kann anstelle der Albicansan® D5 Tropfen Fortakehl® D5 (2 × 5 bis 10 Tr. tgl.) verabreicht werden, und nach 3 bis 4 Wochen ersetzt man Fortakehl® D5 mit Sancombi® D5 Tropfen. Eine Verpilzung kommt einer tuberkulinischen Schwäche gleich. Ein wirksames Additivmittel ist Tuberkulinum D30 Globuli. Die örtliche Behandlung wird wie bei den Erwachsenen durchgeführt.

Bei einer schwarzen Zunge nehmen die Erwachsenen Nigersan® D5 Tropfen (Zunge betupfen) oder Tabletten. Zusätzlich gelten alle allgemeinen Regeln der Candidabehandlung.

Ein gesunder Mensch wird nicht von einem Pilz befallen. Dies geschieht nur dann, wenn verschiedene Haut- oder Schleimhautstellen geschwächt sind und deshalb eine Candidabesiedlung stattfindet. Die Fusssprays in den Bädern sind ein Überbleibsel von VIRCHOW, der nur an die Ansteckung dachte und nicht an das Milieu. Gemäss ENDERLEIN entwickeln sich die in jedem Organismus vorkommenden Endobionten nach einer Milieuveränderung bei blockierter Zellatmung zu hoch valenten Formen (Bakterien und Pilzformen). Solche Blockierungen können ohne weiteres durch Störfelder bedingt sein, die sich in Zähnen mit Wurzelbehandlung, Amalgam und Nasennebenhöhlen mit chronisch veränderter Schleimhaut sowie kranken Mandeln oder quer gewachsenen Zähnen befinden. Natürlich wirken auch Narben als Störfelder (Bauchnabel, Gallenblasen-, Blinddarmoperationen, Impfnarben). Bei Frauen ausserdem: Geburtsnarben, frühere Entzündungen, Intrauterinpessar, wegen Pillenveränderungen an der Schleimhaut oder durch Curettagen. Generell können Narben mit ihrer chaotischen Energie an jedem anderen energieschwachen Punkt Störungen verursachen und so das Milieu verändern. Weitere Störfelder sind allgemeine, hoch fieberhafte Krankheiten mit ihrer Abwehrschwäche, Diabetes mellitus, Tabletten usw. In diese Kategorie gehört auch der Extremsport (Ansäuerung des Körpers).

Bei den Pilzkrankheiten ist der Befall zwischen den Zehen am weitesten verbreitet. Tritt die Mykose nur zwischen zwei Zehen auf, so muss man den Verlauf der beiden die Mykose begrenzenden Meridiane berücksichtigen. Man sucht zuerst eine Störung an den Organen, Narben und Zähnen der begrenzenden Meridiane. Auch hier muss in jedem Fall der Darm saniert werden. Das äussere Milieu (z. B. schwitzende, in Socken und Schuhe eingepferchte Füsse) begünstigt das Pilzwachstum zusätzlich. Eine neuraltherapeutische Injektion der Mandeln oder ihrer Narben bzw. des entsprechenden Zahns ist empfehlenswert.

Pilzen begegnen Betroffene immer mit grosser Angst. Wie bereits erwähnt, zeigt das Pilzwachstum nur den Zustand an. Die herkömmliche Meinung, man habe sich infiziert, ist nicht beweisbar. Der Pilz kann in einem für ihn idealen Milieu immer wachsen. Dies gilt sowohl für das Darmmilieu als auch den übrigen Körper. Jedenfalls besteht das kranke Darmmilieu schon lange vor der Pilzbesiedlung. Daher ist immer der Pilzträger für die Verpilzung verantwortlich.

Die örtliche Therapie bei Fusspilz

Die Fusspilztherapie ist eigentlich sehr einfach. Wichtig ist, dass, wenn eine antimykotische Salbe oder ein antimykotisches Puder auf die Haut kommt, das Pilzmycel in die Haut verschwindet und nach einiger Zeit wieder an die Oberfläche zurückkehrt. Zu beachten ist lediglich die Hautfeuchtigkeit und das Baden mit Natriumbicarbonat. Bei Fusspilz eignet sich dazu ein Bidet. Zweimal täglich werden einige Tropfen Albicansan® D5 an der Befallstelle verrieben. Das Schuhwerk sollte vorne offen sein. Bei chronischem Befall ist es sinnvoll, wenn das Schuhinnere mit einer antimykotischen Lösung ausgewaschen wird.

Die Therapie bei Vaginalmykose

Die Vaginalmykose stellt das grösste Pilzproblem dar. Hier muss nochmals auf eine Binsenwahrheit hingewiesen werden: Die Verpilzung ist das Ende einer langen und oft ignorierten und banalisierten Schädigungskette. Die Genitalmykose ist nur die Spitze des Eisberges. Eine Mykose wird erst dann spür- und sichtbar, wenn viele Einzelfaktoren seit langem Kompensationskräfte überfordern. Bei den Frauen können Keime aus dem After- in den Genitalbereich gelangen. Dies ist allerdings eher selten. Viel stärker sind die Auswirkungen infolge gewisser Sexualpraktiken. Das Milieu in der Scheide wird durch mikrobiologische Kulturen aus anderen Körperöffnungen beeinträchtigt. Meistens ist das Milieu durch die Pille oder das Intrauterinpessar schon vorbelastet, so dass Fremdkeime die Flora zum Kippen bringen. Bei Fluor vaginalis oder beim prokto-genitalen Syndrom bei älteren Frauen ist immer an eine Mykose zu denken. In dieser Alterstufe kann auch die eingeschränkte Hormontätigkeit am Genitalpilz Grund für eine Mykose sein. Auslöser kann allerdings genauso gut eine Narbe sein.

Ein nicht zu unterschätzender Punkt ist der übertriebene Hang zu Reinlichkeit. Der Mensch hat für jeden Haut- und Schleimhautbereich seinen Bakterienrasen, der u. a. für den Säureschutz sorgt. Sobald man diesen Bakterienschutz durch übermässiges Waschen zerstört, wachsen Staphylokokken und Streptokokken und schaffen das ideale Milieu für einen Pilz. Alle mit Düften oder Antidesodoranzien besetzten Intimmittel sowie Slipeinlagen mit verstärkter Saugkraft können milieuschädigend sein.

Bei der Genitalmykose tröpfelt man örtlich 2 × 10 Tropfen in die Scheide oder auf den Penis. Viele Paare beschliessen, eine solche Therapie gleichzeitig durchzuführen, um die sogenannte Pingponginfektion zu vermeiden. Dies kann nicht schaden, da ja das örtliche Milieu Monate benötigt, bis es mechanischen, chemischen oder bakteriellen Reizen wieder eine adäquate Schutzreaktion entgegensetzen kann. Das gemeinsame Baden ist in dieser Zeit nicht empfehlenswert. Das Benützen einer alkalischen Seife (Hirsch®- oder Kernseife®) ist am besten.

Zur Komplettierung der mikrobiologischen und isopathischen Therapie eignet sich Sanukehl® Cand D5. Die Abkürzung Cand steht für Candida. Das homöopathisierte Therapeutikum hat einen Haptencharakter[15] und erzeugt im Immunsystem spezifische Botenstoffe, die speziell gegen Candida gerichtet sind. Bezüglich der tuberkulinischen Schwäche werden Latensin® schwach (Kapseln oder Zäpfchen) verschrieben.

[15] *Haptene sind antigene Strukturen ohne Trägereiweisse. Sie können die ganze Immunkaskade auslösen, ohne dass sie dabei vom Körper abgebunden werden können. Ihr grösster Vorteil ist die Bildung von speziellen Botenstoffen, die spezifische Reaktionen gegen die einzelnen Erreger auslösen.*

Darmsanierung
Diät nach WERTHMANN + zellulosefreie Nahrung
Albicansan® Tropfen/Zäpfchen: 2 × 10 bis 15 Tr. tgl. während 3 Wochen
dann
Fortakehl® Tabletten/Tropfen: 2 × 1 Tbl./10 Tr. tgl. während 3 Wochen
dann
Mucokehl® D5 Tabletten/Tropfen: 1 × 1 Tbl./10 Tr. morgens Nigersan® D5 Tabletten/Tropfen: 1 × 1 Tbl./10 Tr. nachts
beides über mehrere Monaten hinweg anwenden
Peyer'sche Plaques:
Rebas® D4 Kapseln: 2 × 1 Kps. während 4 Wochen
Sanukehl® Cand D5: 1 × 3 Tr. tgl. einreiben sowie 1 × 10 Tr. einnehmen

Abb. 67 Darmsanierung (zellulosefrei)

Lokaltherapie Fusspilz
Frische Luft und ein einfaches Kinderpuder
2 × tgl. Albicansan® Tropfen einreiben
Waschen mit Natriumbicarbonatlösung
Schuhwerk/Socken mit Pefrakehl® benetzen oder mit alkalischer Lösung waschen

Abb. 68 Therapieschema für Fusspilz

Lokaltherapie Genitalmykose in der Scheide oder auf der Peniseichel
Albicansan® D5 Tropfen 1 bis 2 × tgl. 10 Tropfen applizieren
Albicansan® D3 Zäpfchen tgl. abend in den After
Störfeldtherapie allgemein
Neuraltherapie (Tonsillen, Zähne, Narben)
Lymphomyosot Tropfen 3 × 20 Tr. tgl.

Abb. 69 Therapieschema für Genitalmykose

Schleimhauttropfen bei Genitalmykose	
Mukosa compositum (Heel) 2 Ampullen	4 ml
Coenzyme compositum (Heel) 2 Ampullen	4 ml
Ubichinon compositum (Heel) 2 Ampullen	4 ml
Sanukehl Myc D5 Ampullen	1 ml
Sanukehl Cand D5 Ampullen	1 ml
Gallium Heel Tropfen	30 ml
TOTAL	44 ml
Misce, fiat guttures Da tales doses	2 × 10 (2 × 20) gtts

Abb. 70 Schleimhauttropfen

Hautfunktionstropfen bei Hautmykose	
Cutis compositum (Heel) 2 Ampullen	4 ml
Coenzyme compositum (Heel) 2 Ampullen	4 ml
Ubichinon compositum (Heel) 2 Ampullen	4 ml
Sanukehl Myc D5 Ampullen	1 ml
Sanukehl Cand D5 Ampullen	1 ml
Gallium Heel Tropfen	30 ml
TOTAL	44 ml
Misce, fiat guttures Da tales doses	2 × 10 (2 × 20) gtts

Abb. 71 Hautfunktionstropfen bei Hautmykose

Als Additivtherapie eignen sich leicht abgewandelte Haut- bzw. Schleimhauttropfen. Im Gegensatz zu den Hautfunktionstropfen wird beim Vaginalpilz das Medikament Cutis compositum® Ampullen (Heel) gegen Mukosa compositum® Ampullen (Heel) ausgetauscht. Die Medikamente sind zum Einnehmen, können aber auch in die Scheide geträufelt werden oder auf dem Fusspilz verrieben werden.

Kurzzusammenfassung der zu berücksichtigenden Faktoren bei Verpilzung:

1) Darmsanierung nach WERTHMANN und anfangs immer zellulosearme Kost während zweier Wochen mit langsam ansteigender Belastung
2) stets die Störfelder im Auge behalten, vor allem im Zahnbereich mit Amalgam und bei Wurzelbehandlung
3) Schwermetallausfuhr wird begünstigt über die Verordnung von DMPS
4) Baseninfusion[16]
5) Infusion mit Vitamin C, 3 bis 5 g

[16] *Firma Spagyra, Grödig/Salzburg.*

Patienten mit Chemo- und Strahlentherapie

Das Karzinom (Krebs) ist nach RECKEWEG die letzte Möglichkeit des Körpers, einen Entsorgungsweg zu finden. Auslöser können starke elektronische Reize, Fehlmitteilungen auf dem Weg des ultravisiblen Lichtes (MÜCKE) oder Einschränkungen in den Entgiftungsmöglichkeiten sein. Der Krebs bricht aus, sobald die bestehenden Ressourcen erschöpft sind. Je nach Konstitution oder Schwachorganen kann derselbe Reiz bei verschiedenen Organen Reaktionen auslösen. Dafür übernehmen alle Meridiane die Trägerfunktion für Fehlinformationen.

In solchen Situationen laufen Patient und Therapeut dem Geschehen quasi «hinterher». In einem ausgewogenen Milieu kann sich der Endobiont, die kleinste Einheit des bakteriellen Daseins, die kleinste Einheit eines jeden tierischen Proteins, nicht zu hoch valenten pathogenen Formen entwickeln. Wie man aber weiss, ist gerade das Krebsgewebe durchseucht von hoch entwickelten endobiontischen Formen (Mucor racemosus). Es ist die Weide für diesen Kommensalen. Dieser normalerweise als Symbiont lebende Pathobiont sorgt sogar dafür, dass er von einem ihm entsprechenden Milieu umgeben ist, indem er die Milchsäure erzeugt. Den Tumor zu entfernen, ist deshalb sinnvoll. Bloss ist damit weder das Milieuproblem noch die Begünstigung der Hochentwicklung des Mucor racemosus gelöst.

Die ärztliche Kunst bei der Krebstherapie liegt vornehmlich bei der Zerstörung der Entartung. Diese sollte raschmöglichst erfolgen, um anschliessend mittels Chemo- oder Strahlentherapie (oder einer Kombination) eventuell verbliebene Tumorreste und Tochtergeschwülste zu zerstören. Ob es gelingt oder nicht, sei zunächst dahingestellt, es bedeutet in jedem Fall eine schwerwiegende Zerstörung von gesundem Gewebe und Millionen normal arbeitender Zellen.

Chemo- und Strahlentherapien sind nicht ganz unproblematisch: Es ist hinlänglich bekannt, wie stark diese beiden Methoden den Krebskranken belasten. Der Patient leidet in dieser Phase mehr unter den Therapienebenerscheinungen als unter dem Tumor selbst! Diese Feststellung soll nicht als Polemik gewertet werden, sondern ist Tatsache. Die herkömmliche Onkologie hilft nur bei ganz wenigen Tumorarten (Wilmstumor an der Niere, kindliche Leukämien, einzelne Hautkrebsarten). In den übrigen Fällen sind die onkologischen Verfahren aus der Sicht des Autors mehr als fragwürdig. Der Patient klammert sich aus verständlichen Gründen an jeden Hoffnungsschimmer. Von Seiten eines ganzheitlich arbeitenden Therapeuten muss festgehalten werden, dass solchen Patienten nur insofern geholfen werden kann, dass die Nebenwirkungen und die Ansäuerung des körperlichen Milieus verringert werden.

Dazu eignen sich:

1. Diät ohne die Primärantigene Kuhmilch und Hühnerei (WERTHMANN)
2. isopathische, cyclogenische Therapie (Sanum)
3. Vermehrung der körperlichen Basenanteile
4. Behandlung der Nebenwirkungen des Mucor racemosus
5. Therapie gegen die Schwermetalle

Im Folgenden die Begründung:

1. Diät ohne die Primärantigene Kuhmilch und Hühnerei:
   Ein chronisches Geschehen kann generell nur entstehen, wenn ein krankes Darmmilieu mit einer Mukosa-Atrophie und einer Dysbakterie besteht und ein zweites Störfeld hinzukommt.
   Das chronisch kranke Darmmilieu entsteht meist in den ersten Lebensjahren und verläuft stumm. Ohne weiteres kann es aber zu Fernstörungen führen, z. B. Karies oder Wurzelproblemen, konsekutiven Schwermetallablagerungen oder einer Entzündung der

Nebenhöhlen. Die Schlussfolgerung liegt nahe, dass sich der kranke Darm das zweite Störfeld selber schafft. Somit ist Krebs logischerweise Folge einer enteralen Allergie.

Wie auch bei den anderen Krankheiten vermag auch hier nur eine Milieuänderung die Situation zu verbessern. Am einfachsten wird dies erzielt, indem sämtliche Speisen, die Säurebringer darstellen oder zu sauren Metaboliten umgebaut werden, aus dem Speiseplan gekippt werden. Die grössten Säurequellen sind tierisches Eiweiss und Kohlenhydrat. Dazu zählt auch die oxydative Kost wie Grilliertes, Geblähtes oder aufgeheizte Speisen (Mikrowellenprodukte).

2. Die Diät ohne Kuhmilch und Hühnerei nach WERTHMANN sowie das Vermeiden von Histaminbringern wie Dosenfisch, Hase oder Sardellen/Sardinen richten die Darmschleimhaut wieder auf und geben genug Platz für jene Bakterien, die die Antischockstoffe liefern. Dies alleine bedingt schon eine Verbesserung der Ausgangssituation und der Therapiechancen.

3. Isopathische, cyclogenische Therapie (Sanum): Um das Zusammenspiel mit dem Bakterienrasen zu gewährleisten, verordnet man die isopathischen Medikamente entsprechend dem Schema der Symbiose-Wiederherstellung (Abb. 66). Die Therapie wird erst langfristig wirksam.

4. Vermehrung der körperlichen Basenanteile:
Eine Unterstützung für den Säure-Basen-Haushalt ist in jedem Fall dringend notwendig. Die Patienten kommen meist kurz vor der Operation oder in der Phase zwischen Tumorentfernung und Beginn der onkologischen Therapie. In jedem Fall ist die Alkalisierung zwingend. Die Milieuveränderung in Richtung Alkalität erreicht man folgendermassen:
Das Basenpulver Alkala oder das Speisesoda muss man zweimal täglich nehmen. Beide Wirkstoffe agieren deutlich schneller und intensiver, wenn sie in heissem Wasser eingenommen werden.

Diese Massnahme sollte über längere Zeit erfolgen. Sobald das beigegebene Lackmuspapier Alkalität im Urin anzeigt, sollte dieses Heilverfahren nicht unterbrochen, sondern die Menge reduziert werden.

Infusionsrezept (WORLICEK)	
Natriumchlorid	0,72 %
Natriumhydrogencarbonat 1000 ml enthalten: – Natriumchlorid – Natriumhydrogencarbonat	1,68 % 7,2 g 16,8 g
Wasser	

Abb. 72 Infusionsrezept nach WORLICEK

5. Die Änderung des pH-Wertes tritt wesentlich schneller und effizienter ein über Baseninfusionen. Diese Infusionen (250 ml) stellen weder eine Belastung des Kreislaufes dar, noch treten nennenswerte Begleiterscheinungen auf. Ihre Wirkung ist frappant. In unzähligen Fällen steht zwischen dem Spitalaufenthalt und dem Beginn der onkologischen Behandlung nur wenig Zeit zur Verfügung. Dennoch kann in solchen Fällen bereits eine positive Wirkung erkannt werden. Natürlich werden die Infusionen auch während und nach der Chemo- oder Radiotherapie fortgesetzt, im Extremfall dreimal pro Woche.

   Die volle Wirkung der Infusionstherapie ist schon nach dem dritten Mal ersichtlich: Die Patienten fühlen sich stärker, Mut und Hoffnung kehren zurück, und sie werden von einem positiven Bewusstseinswandel erfasst. Auch die möglichen Hautverbrennungen einer Radiotherapie treten seltener auf – und wenn, dann viel schwächer. Ausserdem heilen sie rascher. Bei der Chemotherapie sind vor allem die Auswirkungen auf das Vegetativum wesentlich geringer. Übelkeit, Erbrechen, Abgeschlagenheit, Müdigkeit und seelische Depression treten nur selten oder bloss leicht auf.
   Die Infusionstherapie wird im Allgemeinen sehr gut vertragen.

Nur wenige (1 bis 3 Prozent) der Patienten klagen über Brennen an der Injektionsstelle, leichtes Übelsein oder Kältegefühl. Solche vegetative Reaktionen bessern sich in der Regel bei der Wiederholung der Infusion. Ursache der Beschwerden dürften demnach unbewusste Ängste oder die Ablehnung der Infusion sein.

6. Behandlung der Nebenwirkungen des Mucor racemosus:
Zwar mag der Tumor schwierig zu besiegen sein, aber der wirkliche «Herrscher» ist der Endobiont Mucor racemosus: Er ist Ursache vieler Beschwerden (Bildung von Milchsäure und als Eiweissfresser).
Der Mucor racemosus bildet sich sein eigenes Milieu über die Milchsäure und verstärkt damit die örtliche Übersäuerung. Als Therapie wird die rechtsdrehende Milchsäure verordnet, sozusagen als Gegengewicht zur linksdrehenden des Endobionten. Besser wäre, weniger Protein einzunehmen. Der Säureanteil kann auch verringert werden, indem die Atmungsvorgänge in der gesunden Zelle gehoben werden. Vorteilhaft für die Erneuerung des Zellenmilieus erweist sich die Kombination von Acidum citricum (Zitronensäure), die ein wichtiges Glied im Zitronensäurezyklus darstellt, und Milchsäure (Acidum L [+] lacticum):

- Sanuvis (Sanum/Milchsäure) Ampullen: 3 × 1 Amp. wöchentlich intramuskulär (oder 3 × 60 Tr. = 3 × 1 Kaffeelöffel tgl.)
  und
- Citrokehl (Sanum/Zitronensäure) Ampullen: 3 × 1 Amp. wöchentlich
- Glutathion: Ein weiteres sehr wichtiges Mittel zur Verhinderung des Wachstums von Metastasen oder nicht entfernten Krebszellen ist das reduzierte Glutathion in Verbindung mit den redoxspezifischen Anthozyanen (Scave immun® Tabletten). Keine Zelle des menschlichen Organismus kann ohne das Glutathion-Redox-Potential eine physiologische Arbeit durchführen.

Wie schon erwähnt, wäre weniger Protein günstig. Hinzu kommt aber, dass der Endobiont, der ja in grossen Mengen auf dem Tumorgewebe lebt, ein grosser Eiweissräuber ist und der Patient letztlich an der Abmagerung und Auszehrung leidet. Hier muss der Therapeut eine Gratwanderung machen. Um dem Eiweissmangel beizukommen, eignet sich *Knorpel von Haifischflossen.* Dieser Knorpel ist aus einer Gattung, die dem Aspergillus-niger-Kreis angehört und daher den Mucor racemosus nicht begünstigt. Zudem weist der Haifischknorpel (Cartilade) den Anti-Angiogenesis-Faktor auf, der kleinste Gefässe zerstört. Damit werden die Gefässneubildungen deutlich verringert und konsekutiv die Wachstumsrate verlangsamt. Dies ist auch der Grund, weshalb diesen Knorpel weder Schwangere noch kleine Kinder zu sich nehmen sollen. Man verordnet gewöhnlich 900 mg pro Tag. Das Präparat wird gut vertragen.

7. Therapie gegen die Schwermetalle und Wurzelfüllungen:
   Um den Chronifizierungsfaktor zu verkleinern, wird man auf jeden Fall die Schwermetallkomponente berücksichtigen. Eine probate Wirkstoffkombination ist *Pleochelat/Mapurit/Selenokehl®.*

   Pleochelat (vormals Toxicret) mit seinen verschiedenen Teilen wirkt wie Waschmittel: Das Peroxyd leistet den Reinigungseffekt, und die weiteren Bestandteile übernehmen die Bindungsarbeit. Man nimmt täglich 3 × 15 Tropfen sowie Selenokehl® 3 × 5 Tropfen. Das Selen als Antioxydans hat auch eine Transportfunktion. Sein Protektor in Bezug zur Wirkung ist das Vitamin E, das in Zusammenhang mit dem Magnesium den Schutz der Reduplikationsarbeit der DNA übernimmt.
   Daher zusätzlich:
   Mapurit: 2 × 1 Kapsel täglich. An der Wurzel behandelte Zähne und Granulome werden extrahiert.

Dieses Konzept hat sich in mehrfacher Weise bewährt. Zum einen sind die Nebenwirkungen geringer und daher für den Patienten viel leichter zu ertragen (manchmal treten gar keine auf). Zum anderen erfahren die so Behandelten eine rasche Besserung des subjektiven Zustandes und eine wesentlich bessere Chance, keine Metastasierung zu erleiden. Selbst diejenigen mit Tochtergeschwülsten zeigen kein Rezidiv, solange sie sich an die Anweisungen halten. Natürlich wird man auch neuraltherapeutisch weitere Störmöglichkeiten ausschalten, mittels Nosoden oder Komplexmitteln die Terrainverbesserung (örtliches Milieu) der Leber, des Tumororganes oder anderer wichtiger Einrichtungen ermöglichen. Die angegebene Therapie der Alkalisierung über das Darmmilieu und die Infusion erlaubt jede weitere ganzheitliche Behandlung, nicht zu vergessen die Psychotherapie.

Schlussfolgerung

Zwei Drittel aller Mitteleuropäerinnen und -europäer leiden an Allergien, die infolge des Konsums von Kuhmilch- und Hühnereierprodukten aufgebaut wurden. Das heisst, ein grosser Teil der Bevölkerung leidet unter Allergien, weil ihnen in den ersten neun Lebensmonaten Kuhmilch und Hühnereier gegeben wurden:

- Die sogenannten Primärantigene können – aber müssen nicht – beim Kleinkind völlig unbedeutende Krankheitssymptome auslösen. Sie bilden die Grundlage für ein mehr oder weniger krankes Darmorgan. Da zugleich die Darmschleimhaut leidet, können sich später weitere Allergien (Sekundärallergien) bilden. Die Darmschleimhaut ist das wichtigste Abwehrorgan. Deshalb ist es nur logisch, dass bei einer Beeinträchtigung dieses Organs katarrhische Krankheiten entstehen.

- Allergien führen zu einer atrophischen Darmschleimhaut. Diese lässt tierisches Eiweiss sowie Schwermetalle ungefiltert in den Körper eindringen, was das Bindegewebe belastet. Dadurch werden die Reaktionen verlangsamt, wichtige Mineralien abgezogen und Vitamine blockiert, was zu einer Reduktion des natürlichen Schutzschildes und in der Folge zum Ausbruch von chronischen, degenerativen Krankheiten führt.

- Bei älteren Menschen führen Allergien zu einem Turgorverlust: Nicht nur die Haut schrumpft, sondern auch die Darmschleimhaut. Dadurch können Degenerationskrankheiten sowie das Karzinom noch unkontrollierter entstehen.

Die Faktenlage zeigt deutlich, dass DIAITA – das Umdenken in der Einstellung zu seinem Darm – sehr wichtig ist. Man soll daher schon beim Säugling darauf achten, dass er in den ersten neun Lebensmonaten wenig Kontakt mit Kuhmilch- und Hühnereierprodukten hat und sie bei Allergien in jedem Fall gemieden werden. Für Menschen über 50 ist es sinnvoll, diese Ratschläge ebenfalls zu befolgen, um ihren Abwehrapparat in Gang zu halten. Nicht nur steigt die Lebensqualität, auch die Beschwerden von chronischen Krankheiten nehmen ab.

Gleiches gilt für Menschen mit chronisch degenerativen Leiden. Ihre bisherige Therapie wird besser greifen und der Tablettenkonsum abnehmen. Bei einer Umstellung auf isopathische Medikamente wird der Heilungsprozess oft deutlich beschleunigt.

Alles in allem lässt sich sagen: Hände weg von Produkten aus Kuhmilch und Hühnereiern!

Büchertips

Wenn beim Kochen die Ideen ausgehen:

«Ernährungsumstellung für chronisch Kranke und Allergiker»
Konrad WERTHMANN
300 Koch- und Menüvorschläge (von Diätassistentinnen geprüft)
Verlag ebi-electronic ag, Kirchlindach (Schweiz), 1993

Wenn Sie die Darmallergie und ihre Fernstörungen erkennen wollen:

«Kinderallergien – erkennen und behandeln durch individuelle Diät»
Konrad WERTHMANN
Johannes Sonntag, Verlagsbuchhandlung GmbH, Regensburg
ISBN 3-87758-081-5

Anhang

Die homöopathische und isopathische Hausapotheke

Magen-Darm-Affektionen

Fortakehl® D5 Tropfen/Tabletten	Kinder 2 × 5 bis 2 × 20 Tr. tgl . Erwachsene 2 × 1 Tbl. tgl.	Chronische Darmstörung, Durchfall, Verstopfung
Symbioflor® I Tropfen	Streptococcus faecalis Kinder 2 × 5 bis 10 Tr. tgl.	Blähungen, Durchfall, Verstopfung
Okoubasan® D2 Tropfen	Kinder 2 bis 3 × 1 bis 2 Tr. tgl. Erwachsene 2 bis 3 × 3 bis 5 Tr. tgl.	Durchfall, akut wirkendes Mittel
Arsenicum album D200 Globuli (Glob.)	Kinder 3 × 5 Glob. Erwachsene 3 × 10 Glob.	Brechdurchfall
Nux vomica D200 Globuli	Erwachsene 3 × 10 Glob.	Bei Magenverstimmung infolge Alkoholkonsum

Erkältungen

Aconit D30 Globuli	Kinder 3 × 5 Glob.	trockenes Fieber, trockener Husten, Schüttelfrost
Camphora rubini D10 Tropfen/Globuli	Kinder 3 × 3 bis 5 Tr. Erwachsene 3 × 5 bis 8 Tr.	trockenes Fieber, trockener Husten, Schüttelfrost
Belladonna D30 Globuli	Kinder 3 × 5 Glob.	Umstimmungsmittel Fieber, feucht; Husten, feucht und schleimig
Arsenicum album D200 Globuli	Kinder 3 × 5 Glob.	hohes Fieber, kein Schweiss
Ferrum phosphoricum D30 Globuli/Tropfen	Kinder 3 × 5 Glob. oder 2 × 10 Tr.	Fieber mit Ohr- und Gelenksbeteiligung
Notakehl® D5 Tropfen	Kinder 2 × 10 Tr.	Fieber mit Ohr- und Gelenksbeteiligung
Apis® D200 Globuli	Kinder 1 × 10 Glob. Erwachsene 1 x15 Glob.	Blasenkatarrh
Cantharis D200 Globuli	3 × 5 bis 10 Glob.	Blasenkatarrh
Capsicum D30 Globuli	Kinder 3 × 5 Glob.	Mittelohrentzündung
Rhus toxicondendrum D200 Globuli	Kinder 1 × 19 Glob. Erwachsene 1 × 15 Glob.	Herpesbläschen
Quentakehl® D5 Globuli/Tropfen	3 × 10 Glob./Tr.	Herpesbläschen

Insektenstiche

Apis® D200 Globuli	Kinder 3 × 5 Glob. Erwachsene 3 × 10 Glob.	Bienenstich, unbekanntes Insekt, kann schon vorbeugend eingenommen werden
Crabro vespa D200 Globuli	Kinder 3 × 5 Glob. Erwachsene 3 × 10 Glob.	Wespenstich
Borrelia D200 Globuli *und* Gelsemium D200 Globuli	Kinder 3 × 5 Glob. Erwachsene 3 × 10 Glob.	Borrelia, Zeckenstich

sonstiges

Alium cepae D30 Globuli	Kinder/Erwachsene 2 × 10 Glob.	Pollenschnupfen
Apis® D200 Globuli	Kinder/Erwachsene 2 × 10 Glob.	Nasenbluten

Literaturverzeichnis

BRUKER M. O.	Der Murks mit der Milch, EMU Verlag
	Wer Diät isst, wird krank, EMU Verlag, ISBN 3-89189-037-0
DRÖGE W. et al.	Glutathione augments the activation of cytotoxic lymphocites in vivo (Immunbiol. 172)
FAHRLÄNDER H.	Innere Medizin in Praxis und Klinik, überarbeitete und erweiterte Auflage, Georg Thieme Verlag Stuttgart, New York
HAFNER Herta	Die heimliche Droge, Verlag Decker und Müller, Heidelberg
HEINE Hartmut	Lehrbuch der biologischen Medizin, Hyppokrates Verlag
HUKO	Kainz-Toiffl/Wien, Zahnärztin, Vizepräsidentin der österr. EAV-Gesellschaft, Vortrag vom 12. 10. 1997, persönliche Mitteilung
KELLER R.	Immunologie und Immunpathologie, 2. Auflage, Georg Thieme Verlag, ISBN 3-13-381502-4
KELLNER G.	zit. in PISCHINGER, «Das System der Grundregulation», Karl F. Haug Verlag, Heidelberg 1975
LANGE A.	Leitfaden der medizinischen Mikrobiologie, Heft 23, Tropon Reihe
LUST/ PFAUNDLER	Pädiatrische Diagnostik und Therapie, Urban und Schwarzenberg
PICHLER J. und E.	Klinische Immunologie, Urban/Schwarzenberg, Band 9: Allergische Atemwegserkrankungen, pag. 486
RECKEWEG H. H.	Homotoxikologie Aurelia, Verlag Baden Baden, ISBN 3-92907-08-3
ROBBIUS	Pathologic basis of disease

ROITT I. M., BROSTOFF J.	Kurzes Lehrbuch der Immunologie, Georg Thieme Verlag, MALE D. K., ISBN 3-13-702102-2
SENGBUSCH v. P.	Molekular- und Zellbiologie, Springer Verlag Berlin-Heidelberg-NewYork, ISBN 3-540-09454-7
SONNENBORN U., STOBERNACK H. P.	Die Entwicklung der aeroben Darmflora bei Neugeborenen, Fortschr. Med. 1990, Nr. 21: 3–7
WERTHMANN Konrad	Schaf- und Ziegenmilch, Hilfsmittel im Heilungsprozess, Verlag ebi-electronic, CH-3038 Kirchlindach/Bern
	Ernährungsumstellung für chronisch Kranke und Allergiker, ebi-Verlag, Kirchlindach/Schweiz, ISBN 3-9520057-3-8
	Die chronische Infektanfälligkeit des Kindes, Ursachen und Therapie, Erfahrungsheilkunde 3/94: 115–121

Abbildungsverzeichnis